| 心灵花园·沙盘游戏与艺术心理治疗丛书 |

主编 申荷永

团体沙盘游戏辅导

Group Counseling by Sandplay

高 岚 主 编

孟 彩 常莉俊 黄斯绵 副主编

U0385840

中国人民大学出版社

·北京·

"心灵花园·沙盘游戏与艺术心理治疗丛书"编委会

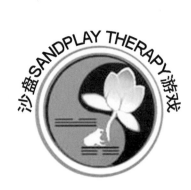

华人心理分析联合会

华人沙盘游戏治疗学会　　　　　　　　　　　　　　　　　**策划出版**

广东东方心理分析研究院

澳门基金会（澳门城市大学心理分析与沙盘游戏研究项目）

广州市教育科学"十一五"规划课题（项目编号10C034）　　　　**资助与支持**

主编：申荷永

顾问：Ruth Ammann(瑞士)　Harriet Friedman(美国)

编委：刘建新　高　岚　范红霞　张　敏　陈　侃

　　　　王求是　李江雪　李春苗　江雪华　冯建国

　　　　徐维东　蔡成后　项锦晶　柳蕴瑜　宋　斌

　　　　Eva Pattis Zoja　Paul Kugler　Rie Rogers Mitchell

总　序

"一沙一世界，一花一天堂。手中拥有无限，刹那便成永恒。"威廉·布莱克这首《天真的预兆》（Auguries of Innocence），是沙盘游戏与表达性艺术疗愈的写照。在我们看来，艺术关乎心灵，艺术中包含着人类古朴的心智，沙盘中展现出美妙的心灵花园，这便是沙盘游戏与表达性艺术疗愈的生动意境。把无形的心理与心灵以某种适当的象征性方式呈现出来，从而获得治疗与治愈、创造与发展以及自性化的体验，便是沙盘游戏与表达性艺术疗愈的无穷魅力和动人力量之所在。

"心灵花园·沙盘游戏与艺术心理治疗丛书"是国内首次系统介绍沙盘游戏的一套著作，在国际分析心理学会（International Association for Analytical Psychology，IAAP）、国际沙盘游戏治疗学会（International Society for Sandplay Therapy，ISST）、华人心理分析联合会（Chinese Federation for Analytical Psychology，CFAP）、华人沙盘游戏治疗学会（Chinese Society for Sandplay Therapy，CSST）、广东东方心理分析研究院、澳门基金会、澳门城市大学心理分析研究院的支持下完成。丛书的缘起始于 2002 年第二届"心理分析与中国文化国际论坛"，哈里特·弗里德曼（Harriet Friedman）和伊娃·帕蒂丝·肇嘉（Eva Pattis Zoja）等国际著名沙盘游戏治疗师以"沙盘游戏治疗"为主题，在广州珠岛宾馆做了三天的会前工作坊，开始了国际沙盘游戏治疗学会在中国的正式培训。

2003 年，在美国西雅图第 17 届国际沙盘游戏治疗大会期间，国际沙盘游戏治疗学会及美国沙盘游戏治疗师学会（Sandplay Therapists of America，STA）的主要负责人专门组织了"沙盘游戏在中国的发展"研讨，其中就确定了本丛书的选题和工作计划以及丛书编委会的组成。作为丛书主编，很荣幸能邀请到凯·布莱德温（Kay

Bradway）、黑格曼（Gretchen Hegeman）、哈里特·弗里德曼、茹思·安曼（Ruth Ammann）、伊娃·帕蒂丝·肇嘉、瑞·罗杰斯·米切尔（Rie Rogers Mitchell）、乔西·考宁汉（Joyce Cunningham）等加入我们的工作。

　　选入丛书的作品，都是沙盘游戏治疗的经典作品，包括哈里特·弗里德曼和瑞·罗杰斯·米切尔的《沙盘游戏：过去、现在与未来》、茹思·安曼的《沙盘游戏中的治愈与转化：创造过程的呈现》以及伊娃·帕蒂丝·肇嘉的《沙盘游戏与心理疾病的治疗》等。丛书中译著的译者队伍基本上由心理分析与沙盘游戏方向的博士和硕士组成，他们都具有沙盘游戏的实践体验，都曾参加过国际沙盘游戏治疗学会认可的专业培训。

　　沙盘游戏从创意的产生到正式创建，再到国际学会的成立及在全世界具有广泛影响，几乎已有了百年的历史，在百年的历程中也获得了自身的发展与成熟。在我们的理解中，沙盘游戏不仅是心理分析的重要方法和技术，也是心理分析理论的重要发展。在中国文化的基础上，我们曾把心理分析的目标阐释为三个层面：安其不安与心理治疗、安其所安与心理教育和安之若命与心性发展，三者合而为一方为完整的心理分析。沙盘游戏也是如此，它不仅是一种心理治疗的方法，能够广泛地适用于诸多心理疾病的治疗，也是一种心理教育的技术，能够在培养自信与人格、发展想象力和创造力等方面发挥积极的作用；同时，以整合意识与无意识为目标的沙盘游戏，可以促进自性的成长和心性的发展，从而获得真实的自性化体验。

申荷永

华人心理分析联合会会长

华南师范大学、澳门城市大学教授

国际分析心理学会心理分析师

国际沙盘游戏治疗学会沙盘游戏治疗师

2014 年 8 月

序　言

　　自 20 世纪 80 年代至今的 40 年间，中国的临床与学校心理学进入一个极其重要的历史时期，临床与学校心理学家们在学生与大众的生活中显现出愈加重要的角色和使命，即理解个人与社会的发展，支持人们走向幸福，使儿童健康成长，使家庭幸福美满，使员工心情舒畅，使公众称心如意。这与过往的近一个世纪有着显著的不同，心理学不局限在对人类心理问题、心理疾病的诊断与治疗上，而开始关注研究人类的积极心理品质，关注人类的生存与发展，并以全新的理念、开放的姿态、科学的行动诠释与实践心理学。团体沙盘游戏是一种通过身体的活动，以象征化为中介，在团体情境下进行积极主动的探索，以促进自我认识、体验人际态度、发展人际适应的心理教育与心理辅导活动。

　　有这样一个通俗的故事，或许可以让我们更好地理解面对儿童、青少年和大众进行心理教育与辅导的深刻意义。故事是这样的：三个人聚在一个水潭边捕鱼，发现有人从上游被冲进水潭，挣扎着求救。于是，一个捕鱼人跳入水中把落水者救了上来，并用人工呼吸等方法予以抢救。就在这时，他们又见到另一个被冲下来的落水者。另一个捕鱼人又跳入水中把他救了上来……可是，他们马上又发现了第三个、第四个和第五个落水者，这三个捕鱼人已经是手忙脚乱，难以兼顾和应付了。此时，有一个捕鱼人似乎想到了什么，他离开现场去了上游，想去做一种性质不同但目的一致的工作，想去劝说人们不要在这里游泳，并且想在人们入水处插上一块木牌以示警告。他这样做了。可是，仍有无视警告者被冲进水潭，三个捕鱼人身处其中，仍然要忙于从水中救人的工作。后来，其中一个捕鱼人似乎最终醒悟了，他说这样仍然不能从根本上解决问题，他要去做另一项工作——去教人们游泳。这似乎是问题的关键，因为有了好的水性，像他们三个捕鱼人那样，那么即使是被冲进深水或急流中，也能够独立应付，不至于深陷危险甚至付出生命了。

这个故事可以给我们很多的启发，并让我们更好地体会心理教育与辅导的意义。如果以此来比喻临床心理学，那么第一步，跳入水中抢救落水者的工作就好比"心理治疗"，一项艰巨而充满意义的工作。心理治疗往往需要花费相当的时间和精力，"被治疗者"也往往会感受到深刻的痛苦和不安。第二步，有一个捕鱼人去上游对人们进行劝说，这就好比"心理咨询与辅导"，也是一项充满意义的工作。但一般来说，它只对"来咨询者"或接受咨询者产生作用和影响。那么第三步，那位最终醒悟了的捕鱼人，那位要去教人们游泳的捕鱼人所做的工作，就好比"心理教育"。他找到了落水者需要抢救的根本原因——水性不好，并着眼于落水者水性不好这一根本原因来解决问题。

心理辅导与教育面向所有的人，它是一种特殊的以促进人的发展，建立人对自我、他人和团体的理解为目的，以心理学为主体的教育。在面向所有人的前提下，心理教育尤其重视儿童，这有其特殊的意义。就像那捕鱼人找到了溺水者落水的上游，心理教育也应该从人的"上游"——童年做起。就心理学理论而言，大凡成人所表现出来的心理疾患，或多或少总会带有其童年体验和遭遇的痕迹。在儿童身上，有着心理教育的起点和希望，展现了心理教育的真正意义与价值。

沙盘游戏是基于荣格理论的一种实践应用，而不是一个特殊的、独立的方法。1997年在国际沙盘游戏治疗学会的支持下，由多拉·卡尔夫创立的以荣格心理学为基础的沙盘游戏在中国发展起来，开始进入各级学校和心理咨询工作室。

20世纪80年代之后，美国心理治疗师迪·多美尼科（De Domenico）开始拓展沙盘游戏的应用范围，逐步拓展到成年团体、夫妻关系、家庭关系及团队建设中。她认为，团体成员可以共同完成沙盘的创作，团体可以由具有同一特征或面临相同问题的个体组成。团体

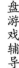

沙盘游戏由团体成员共同进行，运用双手，借助水、沙子和沙具，在沙盘上创造出三维作品。通过手的工作，情绪被转化为沙所塑造的一个个形状、连接或意象。这些情绪所表现出的一系列意象，最终形成一个可以用语言描述的故事，在意识的水平下被看见、被觉察。由于她的努力，团体沙盘游戏得到传播。2008年汶川地震之后，基于当时震区所有心理援助工作站对我们心灵花园团队的需求，基于我们的专业伦理和专业态度，更基于震区巨大的现实与心理创伤，我们开始了以心理辅导与心理教育为方向的团体沙盘游戏。随后，团体沙盘工作在中国以前所未有的态势发展起来。所有的这一切都源自我们的实践，也是面向现实工作的本书的写作意义所在。

本书的第一章介绍了团体沙盘游戏辅导的理论基础以及核心概念，这是我们开展团体沙盘游戏的理论背景与工作基础。第二章、第三章界定了团体沙盘游戏辅导的操作性定义、辅导工作的角色价值，以及团体本身的设置、团体规则（或者无规则）的演绎，从个体和团体的维度来建立主题，团体沙盘不同阶段的任务。第四章对团体沙盘游戏辅导的应用场景进行了分析与讨论。第五章描述了团体沙盘游戏辅导案例。在面对不同群体的单次和连续案例中，体现了如下内容：团体辅导带领者的角色位置；如何在团体中保持对自己和他人的觉察；如何在团体中体验坚持己见与看见他人；如何维持团体的存在以及体验团体中的情绪和交往方式；沙盘、沙子和沙具是怎样协助团体建立起连接的；辅导带领者的态度与伦理操守是怎样的。在第六章，我们讨论了团体沙盘游戏辅导工作的伦理问题，这是我们工作的道德边界。

这是我们心灵花园团队关于团体沙盘游戏的第一本书。首先要感谢的是20多年来，在团体沙盘工作中和我们一起探索、一起成长的孩子们、老师们和社会工作者们，是你们让我看到了作为一名荣格心理分析师和沙盘游戏治疗师，如何在专业的框架下，提供面向大众的心理教育，让心理成长和人格发展成为团队中彼此的能量源泉。孟彩博士、常莉俊博士、黄斯绵博士参与了本书的撰写，陈潇霞、段雅萍、邝素娟、吕媛、黄丽明、梁艳、刘秀娣、王万吉等协助完成了团体沙盘游戏辅导实践的案例描述。最后，我想感谢黄斯绵，从硕士到博士一直跟着我学习，我看见了她的成长，更了解她在跌跌撞撞中展现出来的坚韧向上。她的协助，使得这本书得以面世。

高岚

2022 年 3 月于广州麓湖

团体沙盘游戏辅导

目　录

团
体
沙
盘
游
戏
辅
导

第一章　团体沙盘游戏辅导的理论基础

第一节　沙盘游戏疗法

每一粒沙都是时空的世界，每一个沙具都是象征的语言，每一幅沙画都由沙盘来涵容，每一个沙画创造者都在沙盘里"讲述着"自己，这就是沙盘的天与地，人"行走"其间。沙盘中展现出一个奇妙的心理世界，这是沙盘游戏的真实体验，把无形的心理内容以某种适当的象征性方式呈现出来，从而获得治疗与治愈、创造与发展以及自性化的体验，便是沙盘世界的无穷魅力和动人力量之所在。

一、沙盘游戏疗法的定义与内涵

人们对沙盘游戏疗法的理解甚至是表述本身一向颇有差异，对此体系做一个严格的定义看似并不容易。这也是 2003 年美国西雅图国际沙盘游戏治疗大会上的一个重要议题。此后经过两年多的讨论和酝酿，在 2005 年意大利罗马国际沙盘游戏治疗大会上，国际沙盘游戏治疗学会的认证会员们一致通过了以下对沙盘游戏疗法的表述：

沙盘游戏治疗是一种以荣格心理学原理为基础，由多拉·卡尔夫发展创立的心理治疗方法。沙盘游戏是运用意象（积极想象）进行治疗的创造形式，"一种对身心生命能量的集中提炼"（荣格）。其特点是在医患关系和沙盘的"自由与受保护的空间"（卡尔夫）中，把沙子、水和沙具用于意象的创建。沙盘中所表现的一系列沙盘意象，营造出沙盘游戏者心灵深处意识和无意识之间的持续性对话，以及由此而激发的治愈过程和人格（及心灵与自性的）发展。

以上表述，既是对沙盘游戏疗法的定义，也包含了我们中国认证国际会员的特殊理解。比如，强调沙盘游戏治疗的荣格分析心理学基础，意象及积极想象在沙盘游戏疗法中的重要作用，以及将沙盘游戏作为创造疗法等，都是我们与茹思·安曼（Ruth Ammann，曾任国际沙盘游戏治疗学会主席）多次通信讨论沙盘游戏疗法定义时所特别关注的。我们也参加了 2003 年西雅图国际沙盘游戏治疗大会的讨论，以及 2005 年罗马国际沙盘游戏治疗大会的表决。以上定义中括号内的文字和注解是我们特意加上的。作为沙盘游戏疗法基础的荣格心理学、意象与积极想象、身心生命能量、自由与受保护的空间、意识与无意识、治疗与治愈，以及心灵与自性，同时也包括沙子、水和沙盘与沙具等，都是需要我们进一步思考与理解的重要内容。

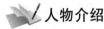 **人物介绍**

卡尔·荣格（Carl Gustav Jung，1875—1961），瑞士心理学家，创立了荣格分析心理学理论，提出"情结"的概念，把人格分为内倾和外倾两种，和意识、个人无意识及集体无意识三层。曾任国际分析心理学会会长、国际心理治疗协会主席等，创立了苏黎世荣格研究院。1961 年 6 月 6 日逝世于瑞士。他的理论和思想至今仍对心理学研究产生着巨大而深远的影响。

多拉·卡尔夫（Dora Kalff，1904—1990），沙盘游戏疗法创始人。1904 年 12 月 21 日出生于瑞士苏黎世河畔的村庄，并在那里长大。卡尔夫从小就有音乐天赋，师从法国著名钢琴家罗伯特·卡萨德修学习钢琴。她自 1949 年起在苏黎世荣格研究院学习了 6 年，随后又前往伦敦，向玛格丽特·洛温菲尔德（Margaret Lowenfeld）学习，还接受英国第一位荣格学派儿童分析师麦克尔·弗德汉姆（Michael Fordham）的指导，并师从温尼科特。丰富而富有启发性的伦敦经历使得卡尔夫坚定了自己发展沙盘游戏的方向。回到苏黎世后，在荣格的鼓励与支持下，卡尔夫以荣格分析心理学为基础创造性地发展了沙盘游戏技术。卡尔夫于1985年创立国际沙盘游戏治疗学会（ISST），以在世界范围内提供沙盘游戏方面的培训与认证。目前国际沙盘游戏治疗学会中国学会（CSST）已经成为其正式会员，是中国目前唯一的合法训练与考核中心。

资料来源：国际沙盘游戏治疗学会中国学会正式成立！. https：//mp. weixin. qq. com/s/8U4YB8Ez7iMBJYihPvgzMA.

（一）自由与受保护的空间

"自由与受保护的空间"是卡尔夫在其沙盘游戏治疗的理论与实践中极为强调的一点。曾经有一次，在卡尔夫介绍完自己的沙盘游戏之后，有人问道："是什么使得治愈的效果得以在你的沙盘游戏治疗过程中产生的呢？"卡尔夫答道："我想，那就是我营造了自由与受保护的空间。"可见，自由与受保护的空间是沙盘游戏治疗中的重要治愈因素之一，而这自由与受保护的空间的源泉不是别的，恰恰是沙盘游戏治疗师（以下简称"沙游师"）本人。

作为沙游师，我们对自由的理解，对自由与受保护的空间的营造，也将对我们沙盘游戏治疗临床实践的治愈效果产生最重要和直接的影响。国际沙盘游戏治疗学会前主席茹思·安曼曾作为卡尔夫的秘书，与卡尔夫一起工作。她说走进卡尔夫家中的沙盘游戏治疗室（如图1-1），与卡尔夫工作的过程中，你能感受到极大的自由表达的空间以及安全的氛围。这是卡尔夫在其沙盘游戏治疗工作中，给来访者营造的具有支持性和治愈性能量的氛围。而这也正是沙盘游戏治疗产生治愈效果的关键所在。

关于自由，在政治、文学、历史、哲学等各个领域都多有讨论，这一讨论至今也仍在延续。诺贝尔文学奖获得者阿尔贝·加缪（Albert Camus）说过，自由应是一个能使自己变得更好的机会。著名教育家陶行知先生这样论述自由在儿童教育过程中的重要意义："我们要解放孩子的头脑、双手、双脚、空间、时间，使他们充分获得自由

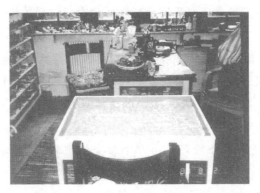

图 1-1　卡尔夫家中的沙盘游戏治疗室

的生活，从自由的生活中获得真正的教育。"可见，自由对个体的健康发展具有至关重要的意义。从心理分析的角度来讲，如果说心理疾病产生的根源与不自由有关，那么自由便是治愈之秘钥。

那么，自由与受保护的空间是怎么形成的呢？这是对沙游师的包容与抱持的功力的考验。在瑞士伊亭根（Ittingen）第 21 届国际沙盘游戏治疗大会上，茹思·安曼在报告中说道："卡尔夫是谁?"然后，她自问自答道："卡尔夫是个女人。"卡尔夫是沙盘游戏的创始人，实际上，在这里，茹思·安曼所要强调的正是沙盘游戏所具有的女性般的涵容特质。母性的孕育滋养与保护，大母神的象征寓意，尽在沙盘游戏自由与受保护的空间之中。这种自由与受保护的空间，并不是靠沙游师口头上说出来的，而是从沙游师对待症状的态度里，无形中传达出来的，是把症状看作危险的恶魔，还是把症状看作具有一定意义并且有待转化的"财富"，这都将影响沙游师对自由与受保护的空间的营造。而一旦这个空间被恰当地营造出来，来访者在其中能够找到本自具有的生命能量，那治愈也就有了可能。

（二）非言语与非指导性的治疗

沙盘游戏是一种非言语与非指导性的治疗，然而，怎么理解这两点呢？沙游师能说话吗？能说多少话？又怎样在非指导的过程中让来访者感受到启发与力量呢？

传统的心理治疗也被称为谈话疗法。从弗洛伊德的精神分析的开创，到认知行为疗法、人本主义等流派的兴起，谈话几乎贯穿于心理治疗的发展中。来访者来到咨询室，躺在"弗洛伊德的沙发"上，或者与咨询师面对面，以某种方式叙述自己的故事。而这里所说的"某种方式"随着心理咨询与治疗的发展，也发生了变化。不同的方式已不仅仅指不同的叙述与言语表达，还拓展到了非言语的层面，来访者有机会以各种非言语的方式进行表达，或是绘画，或是舞蹈，或是泥塑，而沙盘游戏就是一种重要的非言语表达性的治疗。

在沙盘游戏过程中，我们所说的非言语是指并非以语言作为主要的分析对象和治疗工具。洛温菲尔德（Lowenfeld，1979）早在她的临床实践中就观察到，很多心理层面的感受难以用语言明确地表达，她将这一心灵的层面称为"原生系统"，并指出原生系统的本质便在于无法用语言表达。特别是儿童，儿童更愿意使用游戏的方式表达他们自身。与此同时，她还发现了图画的奇妙象征意义。其实不仅仅是儿童，当成年人面对一种强烈的内心感受时，他们也难以用语言形容，而通过沙子的塑形、沙具的选用，潜意识中没有出路的感受找到了流通入意识中的渠道，而来访者全神贯注地沉浸于游戏的时刻，便是沙盘游戏治疗启动内在治愈能力的时刻。

在沙盘游戏疗法中，游戏是重要的治疗条件之一，关于游戏的重要性在接下来的章节中会讲到。在游戏过程中，内在的能量被激发，通过创造一幅幅与内在景象相对应的沙画，来访者的意识慢慢探寻到通往无意识的幽深密径。而在沙盘游戏过程中，来访者可能没有说话，但是他会用其他的形式"说话"，他的动作、他与沙的接触、他的眼神、他选择的沙具，都在"以某种方式"跟我们"说话"。而沙游师所需要做的就是聆听这些特殊的语言，理解无意识的语言。聆听与理解也是创造自由与受保护的空间的关键。

游戏的过程是一个自主性得以发展的过程，而并非一个具有逻辑性的理性的指导学习的过程。在这个过程中，沙游师的角色是陪伴者而非教导者，因而沙游也被看作一种非引导性的治疗。在进行沙盘游戏的过程中，来访者被看作一个具有内在生命能量的"本性具足"的个体。来访者的症状，大都由于无意识和意识间的冲突不能很好地得到涵容和化解，从而使得内在呈现出紧张与混乱，甚至导致出现心理疾病。在沙盘游戏治疗过程中，沙游师需要做的是保持沙盘游戏治疗室中的氛围，给予来访者充足的安全空间来自我发现与自我体悟。

二、以荣格分析心理学为基础的沙盘游戏

卡尔夫所创立的沙盘游戏疗法的理论基础是三个方面的思想理论的整合：一是荣格的分析心理学理论；二是洛温菲尔德的游戏王国技术；三是卡尔夫所理解的东方文化和哲学，特别是周敦颐的思想。其中，沙盘游戏疗法的理论基础是荣格的分析心理学理论，卡尔夫是荣格的学生，曾在瑞士苏黎世荣格研究院进行了为期 6 年的学习，其间与荣格的夫人艾玛·荣格（Emma Jung）一同进行心理分析。卡尔夫认为，在其发展沙盘游戏疗法的过程中，荣格的指导和帮助最为重要。

（一）荣格分析心理学

"集体无意识"（collective unconscious）、"原型"（archetype）、情结（complex）和"原型意象"（archetypal images）等都是荣格分析心理学中的重要概念，这些也都是沙盘游戏治疗运作的重要基础。

1. 意识与无意识

荣格（Jung，1977a）认为，人格结构分为意识、个人无意识和集体无意识。意识的核心是自我，是人的心灵中唯一能够被个人直接知道的部分；个人无意识中的内容是情结，情结是一组组心理内容的丛集，由彼此联系的情感、思想和记忆联结起来，形成心理丛；集体无意识中的内容主要是原型，荣格分析心理学的要点在于其"集体无意识""原型"和"原型意象"的概念，以及其词语联想、梦意象的放大分析法和积极想象等临床技术，这些也都是沙盘游戏疗法的理论基础。荣格用"集体无意识"来说明人类心灵中所包含的那些共同的、遗传性的精神内容。"集体无意识不像个人无意识那样可以归结为个人经验……个人无意识主要是由情结构成，集体无意识中则主要

是原型……集体无意识原型主要包括自性原型、阴影原型、阿尼玛原型与阿尼姆斯原型、儿童原型等。"（Jung，1977a）荣格（Jung，1965）认为，集体无意识原型总是以意象的象征形式呈现给意识，以此，意识才会觉察到原型的存在与作用，否则，原型就处于深层无意识，无法被意识所直接体验。

荣格（Jung，1969a）一方面认为，意识与无意识之间构成了分离或者分裂（separation）的关系，由于意识的态度是片面的，其排斥或压抑的内容便处于无意识（包括个人无意识与集体无意识），因而无意识对意识具有补充或补偿的作用，意识与无意识的统合构成完整、健全的心灵。于是，消除意识与无意识之间的分离便成为治愈心灵之道。通过积极想象的方法，无意识内容显现、赋形，在意识与无意识的对立之中涌现出创造性意象，并被整合入意识领域，意识因而得以扩展、丰富，心灵从而获得整合。

另一方面，荣格认为无意识与意识并不是分离与割裂的，而是相互作用、相互补偿的关系。他认为，无意识补偿着意识的狭隘、偏颇和扭曲，意识的偏见和自居会导致对心灵整体的分割和排斥，那些来自远古的思维、本能和幻想，那些令意识层面的自我感到痛苦和羞耻的经验，以及多元的态度和功能，诸多方面都被意识排斥，进入无意识之中。而无意识则通过梦中的意象、幻觉中的意象等象征的形式来补偿着意识所缺失的内容和功能。因此，无意识对意识具有补偿功能，并提醒意识注意这些问题，将问题意识化，并通过吸收无意识的信息拓展意识的范围，进而使心灵获得全面的、整合性的发展。

2. 集体无意识——原型与原型意象

原型（archetype）一词由希腊文 arche（原初）和 typo（形式）组成。荣格认为，人类某些基本的经验在几百万年中反复发生，这些经验及与之相伴的情绪情感形成了某种先天存在的心理结构，它们能使人在相似情境中产生与祖先相似的心理体验和反应。"原型是人类原始经验的集结，像命运一样伴随着我们每一个人，其影响可以在每个人的生活中被感觉到。"（Jung，1977a）

原型构成了集体无意识，"集体无意识是精神的一部分，它与个人无意识截然不同，因为它的存在不像后者那样可以归结为个人的经验，因此不能为个人所获得。构成个人无意识的主要是一些我们曾经意识到，但之后由于遗忘或压抑而从意识中消失的内容；集体无意识的内容从来就没有出现在意识之中，因此也就从未为个人所获得过，它们的存在完全来自遗传。"（荣格，1997a）

原型本身是无意识的、深层的，我们无从认识它，但可以通过原型的意象来理解和感受其意义。荣格用原型意象来描述原型将自身呈现给意识的形式，于是，我们可以把原型意象视为原型的象征性表现，通过意象及象征，我们便可以了解原型，例如出生、死亡、结婚、整合等，都具有原型含义。当无意识以意象形式呈现在意识面前时，则变得可以被感知和描述，此时一种心理实在才可能被意识化。（申荷永，2012）

原型意象是原型呈现于意识中的形式或表征；原型性的内容总是以隐喻的方式表达自身；原型意象是来自集体无意识中的普遍存在的形式或模式，是宗教、神话、风俗传说的基础内容。原型是所有时代、所有地域的人们及其文明中都同样具有的集体无意识内容，而且，无论是宗教的、科学的、哲学的还是伦理学的观念，都必然能够回溯到一种或几种原型，现代形式只是其原型观念的不同表现，是原型观念在生活中的呈现。

诺伊曼（Neumann，1955）在《大母神：原型分析》中论述，源自无意识的象征，是人类精神在其全部表现中的创造性源泉，哲学、宗教、仪式和崇拜、艺术和习俗等，都起源于象征，同样，人类语言也始于某种象征。他还认为，象征的物质成分使意识处于激活状态，意识受到象征的激发而把兴趣指向象征，并力求去理解它，迫使心灵去同化（assimilate）象征所包含的无意识内容。因此，原型正是通过象征及其意象来展现和实现自身，并激活人们的心灵去理解原型，理解无意识，融入人类文明之中。

3. 个人无意识——情结

情结是荣格分析心理学的重要概念，其英文是 the feeling-toned complex，通常简称为 complex，其中 feeling 也可理解为感受，包括心理上、身体上被激活的体验。荣格通过字词联想实验发现了"情结"。他在研究中注意到，被试对特定词的反应时比对其他词的反应时更长、错误率更高，更易产生情绪上和身体上的反应，且这些反应都是意识难以控制的，并干扰意识顺畅的、自然的活动。荣格分析认为，这些不同寻常的反应现象是无意识内容的运作导致的。于是，他用个人无意识中的情结来解释这种心理现象。情结一般由创痛时刻的情景意象和相关记忆所组成，它们埋藏在无意识之中，难以被触及（Jacobi，1959）。史坦（Stein，1989）描述，情结的核心是意象，围绕着意象的是与创伤经历体验相关的记忆及联想，而将这些内容丛集起来的则是强烈的情绪情感；意象由两部分组成，一是与原初的创伤经历体验直接相关的意象，二是与原型及原型意象相对应的集体无意识内容。荣格（Jung，1960）认为，每个情结主要是由一种核心成分（nuclear element）构成，这是一个意义的载体（a vehicle of meaning），它远远超出意识的意志领域，是无意识的和不被控制的；并且，大量联想都与这种核心成分相联系，这种核心成分部分来自先天固有的人格倾向，部分则来自受环境限定和影响的个人经历和经验。可以说，情结是由意象、情绪情感及相关内容的记忆与联想构成的，而意象又与原型相关。

　　经历体验之前，原型性的元素是以某种意象和驱力的形式存在的，但却没有情结那种造成干扰和制造焦虑的特质；经历体验的发生与原型相关联而导致充满情绪的记忆意象，两者的综合便冻结为相当稳定的结构；这个结构携带一定的能量，由此就可以把其他相关意象和感受卷入而形成网络，情结的内涵于是渐渐丰富起来，并会由于日后类似的经验而延展（范红霞，申荷永，李北容，2008）。事实上，在心灵的宇宙里，情结是心灵碎片，或者说是心灵的组成部分，其病理起源一般是频繁的创伤经验或情绪情感创痛，它们与自我意识相分离，其中最常见的起因是无法被自我容纳的道德冲突，而根源则是无法悦纳人性的全部；相关的所有记忆内容都具有某种特定的情绪情感基调，一种鲜活的情绪感觉（如激惹、气愤等）。情结的每一个"构成分子"都参与到了这种情绪情感基调里，因此，无论一个情结是独自表现还是与其他情结相伴随着、相联系着，它都会携带其本身的情绪性而保持不变（Jung, 1969a）。情结的表现需要一定的诱因，外界生活中或内心世界中某些"扳机"式的诱因一旦撞及这些内在情结，就会将其引爆。弗洛伊德（Freud, 1904）在《日常生活心理病理学》中所描述的口误、笔误、忘记熟人姓名等现象，都可看作情结作用的表现。

而当情结表现或爆发之时，却为面对情结和处理情结提供了好机会，这也可能成为心理治疗工作的突破口。心理咨询和治疗的目的之一就是让当事人将情结意识化，在此过程中逐步理解情结、接纳情结，改变对情结的态度，从而达成整合与转化情结的目的。为此，意象在此过程中发挥非常关键的作用。通过绘画、沙盘游戏、积极想象等技术，引发个体内在的感受，引导个体关注身体感受，将此类模糊的感受逐渐凝聚，形成越来越清晰的内在意象，通过对意象的心理操作，逐步认清情结、理解情结、转化情结。

4. 自性与自性化过程

荣格（Jung, 1969b）认为，生活中有多少典型的情境，就有多少原型。其中，自性原型是一个核心原型，它是人格的组织原则。自性是统一、组织和秩序的原型，把所有别的原型（人格面具原型、阴影原型、阿尼玛原型、阿尼姆斯原型等）以及这些原型在意识和情结中的显现，都吸引到它的周围，使它们处于一种和谐的状态。它把人格统一起来，给予一种稳定感和"一体"感，人格的最终目标是充分的自性完善和自性实现。它既是心灵的整体，又是心灵的核心，对心灵的整体具有整合作用，而自性化过程则是在自性原型的驱动下所进行的人格发展的核心过程。在《分析心理学两论》中，荣格（Jung, 1953）写道："意识与无意识相互补偿所形成的心灵完整性，这就是自性。"这一描述说明了，自性超越了意识层面的自我的范围，包括意识和无意识的整个心灵。荣格（Jung, 1977b）在《心理学与炼金术》中写道："我把这个中心称为自性，它应该被理解为心灵的整体。自性不仅是中心，而且是包含意识与无意识的整体。自性是这个整体的中心，正如自我是意识的中心一样。"

团体沙盘游戏辅导

诺伊曼深受荣格影响，使用跨文化神话比较的方法来研究人类自性的发展。他认为，早期的母婴关系是自性与自我关系的基础，这就是自我-自性轴说。在《意识的起源》中，诺伊曼（Neumann，1962）认为，自我意识是从最初的统一、无分别的自性中涌现出来的，最初统一的自性以咬尾蛇为象征，自我与自性的关系正如婴儿出生时被母亲的存在所围绕，婴儿早期的自性由母亲提供，在儿童早期，母亲意味着身体、儿童的自性甚至整个世界，随着儿童自主性的增强，儿童从母亲那里获得了自己的自性（内部的自性逐渐发挥力量）。（陈灿锐，申荷永，2011）

通过对自性原型的理解，卡尔夫认为，心灵治愈事实上是自愈（self-healing）的过程，而这自愈过程的核心规律是自性原型的丛集，只有当自性以象征的形式显现，自我才能有健康的发展。自性的显现保证了人格的发展和坚固化。即使自性的丛集（constellation）没有在早年发生（由于被忽视、过分焦虑的母亲、受虐，或者战争、疾病或其他环境干扰的影响），它也可能在人生的任何一个节点被激活；而沙盘游戏可以促进自性的丛集，通过沙盘游戏，自性得以显现，自我-自性轴联结得以恢复和加强，而这种自我-自性轴联结能够使孩子或成人的功能以更加平衡和自然的方式运作，通过连续的沙盘游戏过程，无论孩子还是成人，自性的显现都可以被激活（Kalff，1980）。精神分析等动力心理学认为，意识及自我是从无意识之中孕育并发展起来的，因此可以说，无意识是意识的母体和土壤。意识如同一棵大树，它长得再高再壮，一旦脱离土壤也会出现问题，意识层面的自我与无意识自性原型之间也需要形成平衡的联结，修复那些导致意识与无意识之间、自我与自性之间分裂的因素。在沙盘游戏治疗中，自性的显现将导致超越，使自我进入新的发展阶段，增强人格的稳定感。

5.意象及象征

心理的意象象征功能常常对意识产生一种驱策作用，以其难忘性、富于意义、充满活力及神秘性，与本能对人的生存的原始重要性相类似。象征的物质成分使意识处于运动状态；意识受到象征的激发而把兴趣指向象征，并力求去理解它。象征，除了作为"能量转换者"的动力学作用之外，也是"意识塑造者"，它迫使心理去同化（吸收）象征中所包含的一种或多种无意识内容（高岚，申荷永，2011）。这种同化作用，在意识形成观点、定向和概念时达到顶峰。我们研究的真正对象是原型象征性的自我表现，它以人为中介，并通过有时无意识而有时有意识地塑造出来的各种意象对我们"说话"（如图1-2）。

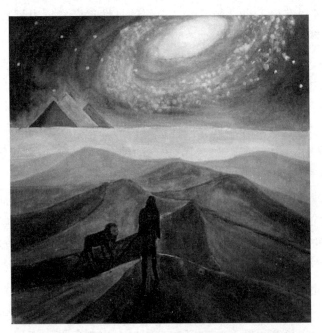

图 1-2　《牧羊人》，由心理分析爱好者 Anaume 创作

荣格（2014）如此定义意象："我所指的意象，并不意指那种对外在客体的心理反映，而是来自诗学运用中的一个概念，即幻想的形象或幻想-意象（phantasy-image），它仅仅间接地涉及对外在客体的知觉。这种意象更多地依赖于无意识的幻想活动，作为其活动产品，它或许有时以梦幻或幻觉的方式，出其不意地出现于意识中，但并不具有那种出现在临床治疗中的病理学特征。当意象具有古代的和集体的特征时，它便是来自集体无意识的，否则，它就是表达个人无意识

的内容。而那些总是集体的、共同的、带有古代特征的意象，我称它们为集体无意识原型。这些原型内容，总是以意象的方式浮现出来。"

意象与象征密切相关，而在此问题上，荣格和弗洛伊德的看法大相径庭。弗洛伊德开启了心理治疗的实证研究，他用于探索潜意识、治疗心理疾病的方法是通过意象来实现的，他放弃了布洛伊尔（Josef Breuer）在催眠状态下所采用的"谈话疗法"与"宣泄法"，而改为使用自由联想技术。弗洛伊德让病人躺在躺椅上，闭着眼睛，他坐在病人头部前方。他描述自己工作时的情形："我把手放在病人的额头或双手捧着他的头说：'从我用手按压的时候你就开始想，当我的手松开时你的脑海中会出现一些意象。你要跟随这些意象，那就是我们要寻找的东西……'"通过这些浮现的意象来探知压抑在病人无意识中长久遗忘的记忆，他认为，心理疾病的症结就在那被压抑的无意识中。关于对梦中意象的解释，弗洛伊德认为，梦是无意识愿望的实现，是被压抑的本我力比多能量乔装打扮之后的呈现，破解梦的伪装，在"显梦"之下便是"隐梦"的真实本意，是性本能力比多的真面目（弗洛伊德，2004）。于是，释梦便成为弗洛伊德精神分析的另一疗法。不仅如此，他认为艺术创作与做梦及白日梦的心理机制相同，都是性本能的转化或升华，是无意识愿望在想象中的满足。可见，弗洛伊德用性本能力比多的升华来解释诸如幻想、联想、梦境、艺术中意象的含义，这种逻辑是还原论取向的，是将所有意象活动追溯为性本能的表现。于是，对这些现象的解释便是"符号化"的解读，即将意象之形解读为性本能之意。

荣格对象征意象的理解则与弗洛伊德不同（李北容，申荷永，2017）。荣格（Jung，1965）对无意识的体验与领悟萌芽于自小的性格气质，依照《荣格自传：回忆·梦·思考》中的描述来看，荣格从小性格内向而孤僻，他把木刻的小人藏在盒子里，再藏到阁楼上，偷偷与小木偶对话，还经常坐在大石头上，不知自己是石头抑或石头是自己。1913年，他与弗洛伊德分道扬镳，选择了自己的理论思路，但伴随这一选择的是巨大的痛苦——联结的分裂、前路的茫然。荣格不知所措，他想，既然不知道做什么，那就随心所欲吧。这时，他的脑海中浮现的是童年生活，是游戏。于是他不断地玩建筑游戏，很多幻象（fantasy）便越发涌现如潮，他也越发能感觉到那些幻象，且逐渐发现，那些幻象好像能将他的恐惧和其他能量强大的情绪人格化，而当他试图把情绪情感"翻译"为意象时，他变得内向而确定（inwardly and reassured）。于是他明白了，他的任务就该是去发现那些隐藏在情绪情感背后的意象。而事实上，正是这种亲身与无意识意象打交道的体验过程，使他"巧遇"了积极想象，这种释放大量能量和洞察的活跃的无意识过程，令他有了新的方向感，最终重塑了他的人生。除了与石头的联结，荣格还绘制精美绝伦、神秘莫测的曼陀罗，在《红书》（*The Red Book：Liber Novus*）里我们可以再见他当时的情感与精神。所有这些意象性的工作都帮助荣格打开了心门，这是他从自己的切身感受中探索出的法门。后来他将这些方法用于临床心理治疗（Jung et al.，2009）。

弗洛伊德对意象的解读其实已可归结为"读出符号"，而荣格的逻辑是目的论取向的，他认为无意识活动和功能是有目地为心灵趋于平衡而发生的，因此，解释意象之意的前提不是预设好类似于性本能这样的解读依据，而是从意象及象征本身探索其目的与意义。心灵具有真实性，谓之"心理真实性"，而意象是这些真实存在之心理内容的赋形，否则，无形、无色、无声、无味之心理内容就难以被感知、被触及、被研究。

"如果一个词、一个意象的蕴意比其明晰、直接的意义更多，那么，它就是象征性的词、意象。它具有一种更为阔大的'无意识'体（aspect），人们对其永远无法做出可确切加以界定、加以圆满的解释。"（荣格，1988a）"所谓象征，是指言语、名称，甚至是图画，它们在日常生活中广为人知，但除了约定俗成的意义及明晰易辨的意义之外，它们还具有种种特定的含义。这类言语、名称、图画蕴含着某种模糊不清、不可确知或避讳我们的隐秘意义。"（荣格，1988a）荣格强调，一种代表着已知事物的表现形式只是符号罢了，绝不是象征。象征的作用是"借助于与某种东西的相似，力图阐明和揭示某种完全属于未知领域的东西，或者某种尚在形成过程中的东西。"

团体沙盘游戏辅导

(Jung et al.，1953）无意识的任何内容都可以以象征性的意象浮现出来，于是，意象便成为负载无意识投射或者赋形无意识内容的载体。在英语词典中，象征一词也有多种含义，其中之一是"以有形喻无形"，"将抽象的感觉诉诸感性，将真正的生活化为有意义的意象"。可见，意象是具有象征意义的"形象"，而象征则是意象所要传达的无意识的意义。

（二）荣格的童年体验与沙盘游戏

荣格在无意识的引领下曾回想自己 10 岁或 11 岁时的一段童年经历。荣格说："那时候，我非常喜欢玩积木。我仍然清楚地记得自己如何用积木搭起小房子和城堡，用瓶子架成门框和拱顶。后来我改用普通的石头，并用泥浆取代灰泥。我沉迷于这些建筑结构很长一段时间。"跟随无意识的指引，让自己重新体验这些童年记忆的时候，荣格感到惊奇的事情发生了，与那童年记忆一起涌现出来的，还包括很多生动的情绪和感触（荣格，1988b）。

成年的荣格想要与这个 11 岁的孩子建立联系，于是他想到了"重返过去"的方法，那就是重新回到童年的游戏中去，通过游戏搭建与童年生活的桥梁。荣格开始收集各种石头和建筑材料，有些石头是从湖边捡来的，有些则是从湖里捞起来的，然后就开始建造别墅、城堡、村庄……就这样，荣格开始了他自己的"沙盘游戏"。荣格在其自传中记述道："每天午饭后，我就外出做我的建筑游戏，不管天气如何。一吃过饭即刻就开始游戏，一直玩到病人来的时候。若是下午的工作结束得早些，我也会再继续我的建筑游戏。在做这一建筑游戏的过程中，我的思想变得清晰，我竟能把握住隐隐约约出现在脑海中的种种幻想的含义。我自然想到了自己做的事情的意义，我自问：'说实在的，你现在到底在做什么呢？建造一个小城镇，仿佛在举行祭礼似的。'我没有回答这个问题，但我内心确信，我正走在发现自己的神话的途中。这个建筑游戏只是开端，释放出一系列的幻想和思绪，我后来全部都仔细地记下来了。"（荣格，1988b）荣格在波林根沙滩上的游戏场景如图 1-3 所示。

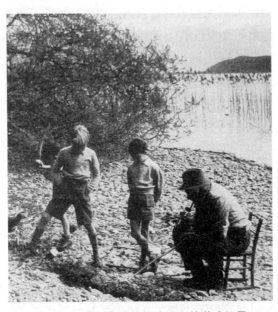

图 1-3　荣格在波林根沙滩上的游戏场景

　　荣格这段与童年经验接触的经历，为沙盘游戏提供了重要的启示，它也是沙盘游戏的心理分析起源的内容。这一经历是荣格积极想象工作的开始，我们也可以在沙盘游戏过程中，看到积极想象以及游戏经验的重要治疗意义。因此，沙盘游戏不仅仅适用于青少年和儿童，对于成年人来说，通过沙盘游戏也可以与内在的儿童建立联结，找回自己丢失的童心童趣，最为重要的是，在游戏的过程中，可通过象征化的操作重新体认超越意识层面的心灵意象。

（三）积极想象与沙盘游戏

　　正是主动与那内在生动的儿童沟通，通过童年游戏去体验内在意象儿童的创造性意义的经验，使荣格获得了他的"积极想象"技术。在分析心理学的理解中，意象本身即具有心灵的自主性。积极想象是荣格心理分析的三大方法之一，也是其分析心理学最重要的特色。

　　在荣格通过游戏去重新体验内在儿童的过程中，他一方面是像孩子一样投入真实的"游戏",一方面是要使自己进入想象的世界,在一种象征而真实的情景中,与活在自己内心深处的孩子进行交流。荣格曾把"积极想象"称为"一种睁着眼睛做梦的过程"(Samuels,1997;荣格,1977)。但积极想象与"白日梦"不同,后者多少是个人主观的发挥,总是停留在个人日常体验的水平;而积极想象与意识性的发挥正相反,由积极想象所导演的剧情,似乎是"要迫使观众参与;一种新的情景被推出,其中潜意识内容被展现在清醒的意识状态中"(荣格,1977)。荣格从中发现了一种超越性的机制,也即一种意识与潜意识因素之间的合作性,并且认为想象性的意象自身具有其在心灵生活有序发展与转化中所需要的所有因素。

荣格曾用自己的童年经历来解释"积极想象"的自然发生。在荣格的姑妈家里,有他爷爷的一幅画像:作为主教的爷爷,佩戴着徽章,走出房门,站在台阶上……荣格说,他常常跪在一把椅子上凝视着这幅画像,直到觉得他走下了台阶。而他姑妈每次看到荣格在那里出神,总是会说:"嗨,乖孩子,他不会动的,还站在那里呢。"荣格说,在 1935 年给塔维斯托克工作人员做讲座的时候,"我知道我看见他走了下来"。荣格接着说,你们看,就这样,那幅画像开始动了起来。同样,当我们全神贯注于头脑中的一幅图景的时候,它会开始动起来,意象会变得更加丰富,还会变化发展下去。在这次讲座中,荣格还说:通过积极想象,所有的意象都产生于有意识的思维,这些意象比不确定的梦更完整,也有比梦更丰富的内容。于是,积极想象意味着意象有自己独立的生命,意味着象征性事件的发展有自己的逻辑根据,意味着通过某种方式,我们可以与这些具有生命的意象进行直接的沟通。

荣格在其与卫礼贤合著的《金花的秘密:中国生命之书》① 中,首次系统阐述了关于"积极想象"的思想。而正是在这次合作中,卫

---

① 《金花的秘密:中国生命之书》(*The Secret of the Golden Flower:A Chinese Book of Life*),由荣格与卫礼贤合著,包括卫礼贤对道家内丹经典《太乙金华宗旨》和佛家著作《慧命经》的翻译与介绍,以及荣格从其分析心理学的角度所撰写的评论,其中包含荣格心理学的秘密,以及理解荣格心理学的钥匙。

礼贤为荣格开启了通往中国文化的大门。那是对荣格整个分析心理学发展至关重要的事件，把荣格从与弗洛伊德决裂后的抑郁和孤独中拯救了出来，并且赋予了其创造的机会与力量（申荷永，徐峰，宋斌，2004）。通过对道家内丹功法的阐释，荣格表达了这样的思想：道家的无为，是获得自身解放的关键。荣格和卫礼贤（Jung & Wilhelm，1975）说："让事物自发地表现的艺术，道家为无为的教诲……成为我打开无意识大门的钥匙。我们必须要让它们在心灵深处出现。对于我们来说，这是很少有人知道的一种艺术。"而这种很少有人知道的艺术，通过荣格的整合与实践，也就演化为分析心理学的积极想象技术。

荣格分析心理学中许多重要的思想，都与其积极想象的体验有关，比如"阴影""阿尼玛""阿尼姆斯""人格面具""自我""自性"等。在其最后的著作《神秘参与》中，荣格阐述了积极想象如何作为自我认识的途径，以及积极想象如何反映在自性化过程中。在这种意义上，积极想象就不单单是一种心理分析方法与技术，而是一种具有意象本质的象征性态度，一种深刻的内在心性修养。

三、沙盘游戏与中国文化

卡尔夫幼时学习过汉语，少年时期即萌发对东方文化尤其是道家哲学的兴趣，一生都致力于东西方心理学的整合，尤其是在其沙盘游戏治疗的实践中发挥东方哲学的意义和作用。周敦颐的太极哲学、《易经》的心理学思想、阴阳五行的理论等，都被卡尔夫有效地融入了沙盘游戏治疗的体系之中。同时，我们还可以看到佛教以及日本禅宗对卡尔夫及其思想发展的影响。

（一）卡尔夫与周敦颐的太极图

在诸多的中国思想家和哲学家中，卡尔夫对周敦颐情有独钟。她在代表作《沙盘游戏：治愈心灵的途径》一书中，借助周敦颐的太极图及其哲学理解沙盘游戏治疗的运作，并且阐述和发挥了新儒学的综合性哲学思想。

在几次重要的演讲和出版的专著中，卡尔夫都把周敦颐的太极图作为其沙盘游戏治疗的重要理论基础。卡尔夫说："在我研究中国思想的时候，遇到了（周敦颐的）太极图。在我看来，这与我关于沙盘游戏治疗的思想是相互应和的……"（Kalff，1980）她也曾十分自信地说："太极图的这些意象告诉我们，在悠久的文化传统中，我们可以从个体的发展模式中看到我们生命的物质与心理律动。因而我认为，我们对儿童和成人的所有心理治疗，都应该很好地参考这一观点。"（Kalff，1980）

周敦颐（1017—1073），字茂叔，号濂溪，道州营道县（今湖南道县）人。他曾是程颐和程颢的老师，宋代理学的开创者。黄宗羲在《宋元学案》中写道："孔、孟而后，汉儒止有传经之学，性道微言之绝久矣。元公崛起，二程嗣之……若论阐发心性义理之精微，端数元公之破暗也。"实际上，更有学者将其置于孔孟之列："周子启程氏兄弟以不传之妙，一回万古之光明，如日丽天，将为百世之利泽，如水行地，其功盖在孔、孟之间矣。"（胡宏《通书序略》）足见其深远的影响。

周敦颐尽管有如此声誉，但著述不多，流传下来的仅《太极图说》（249字），《通书》（2 832字），以及不多的诗文、书简、题记等（3 143字）。据梁绍辉在《周敦颐评传》中的统计，加上太极图标注24字，共6 248字。尽管如此，经过朱熹等人的整理和发挥，仍形成了庞大的思想体系，奠立了宋代理学的根基。

周敦颐自幼爱读书，志趣高远，博学力行，甚具古人之风。他一生恬淡无为，超脱而自然，黄庭坚曾在《濂溪诗序》中这样描述他："人品甚高，胸怀洒落，如光风霁月。廉于取名而锐于求志，薄于徽福而厚于得民。菲于奉身而燕及茕嫠，陋于希世而尚友千古。"苏轼也曾写诗称赞："世俗眩名实，至人疑有无。怒移水中蟹，爱及屋上乌。坐令此溪水，名与先生俱。"

《太极图说》是周敦颐留下的最重要的哲学论著，开宋代理学之先河，影响广泛而深远。这不仅仅是由于扑朔迷离、奥妙无穷的太极图本身，也是由于注解与阐释太极图的精妙文论。周敦颐太极图示意如图1-4所示。

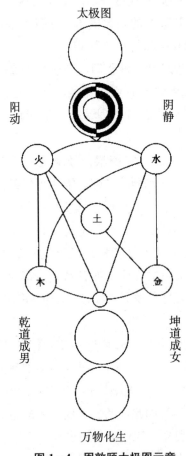

图 1-4　周敦颐太极图示意

团体沙盘游戏辅导

　　"无极而太极。太极动而生阳，动极而静，静而生阴。静极复动。一动一静，互为其根；分阴分阳，两仪立焉。阳变阴合，而生水火木金土，五气顺布，四时行焉。五行，一阴阳也；阴阳，一太极也，太极本无极也。五行之生也，各一其性。无极之真，二五之精，妙合而凝。乾道成男，坤道成女。二气交感，化生万物，万物生生而变化无穷焉。"这便是周敦颐《太极图说》的精妙论述。卡尔夫将其与荣格和诺伊曼的自性发展理论结合起来，构建起自己的儿童心理发展观。

卡尔夫是按照周敦颐《太极图说》的顺序来发挥太极图之心理学意义的。她说，周敦颐太极图的"第一个象征无极的圆圈，好比出生时的自我；第二个是阴阳运作而产生五行的圆圈，这正蕴含了自我的表现过程，包含了形成意识层面的自我与人格发展的心理能量；太极图的第三个圆圈，可以比作自性化过程（individuation）的开始；而太极图的第四个圆圈，正反映了心理分析中的转化（transformation），一种生命的周而复始的象征"（Kalff，1980）。太极八卦和阴阳五行，一直是卡尔夫所追求的沙盘游戏治疗的本质性内涵，以及其作为方法技术的内在核心结构。

自我的产生，意识层面的自我与人格的发展，自性化的出现和进程，以及转化和自性化的实现，正是荣格分析心理学以及沙盘游戏治疗与治愈中的关键。实际上，荣格本人对《易经》以及周敦颐的哲学思想，都进行过深入的研究，也在其分析心理学的理论和实践中作了充分的发挥。

（二）卡尔夫与《易经》

卡尔夫在《沙盘游戏：治愈心灵的途径》结束的时候，阐发了《易经》"坎卦"的意义。坎上坎下，其象为水。其卦辞曰："习坎，有孚，维心亨，行有尚。"象辞有"……水流而不盈，行险而不失其信。维心亨，乃以刚中也"的阐释。卡尔夫认为这坎中之水，正是心灵发展进程的最好比喻。她曾这样呈现自己的理解："当我们能够获得如此的体验，获得内心的和谐，我们就能够谈论恩赐和完美。"（Kalff，1980）

在沙盘游戏中，包含着"天时""地利"与"人和"的象征。沙粒中浓缩着百万年的时光，正如"沙漏"象征着时间的流逝。沙盘所呈现的空间，如同承载一切的大地，山川河流尽显其中。而当"游戏"使其生动的时候，正是在这天地之间所表现的人及其心理的意义的呈现。

"天""地""人"及其变化，也正是《易经》的内涵。在北京故宫太和殿前，右边是"日晷"，左边是"嘉量"，同样包含着乾坤的象征，以及乾坤之中人的意义。乾卦之自强不息，坤卦之厚德载物，以及咸卦之无心之感，也正是沙盘游戏中最重要的寓意与内涵。

"《易经》中包含着中国文化的精神，融汇着几千年来中国伟大智者们共同倾注的智慧，历久而弥新，至今仍然对理解它的人展现着无穷的意义和无限的启迪。"这是荣格对《易经》的理解，以及他对《易经》之情感的表达。荣格说，"任何一个像我这样，生而有幸能够与卫礼贤，与《易经》的预见性力量做直接精神交流的人，都不能忽视这样一个事实：在这里我们已经接触到了一个'阿基米德点'，而这个'阿基米德点'足以动摇我们西方对于心理的态度的基础"（Jung & Wilhelm，1975）。这个"阿基米德点"，是荣格对《易经》的接受和理解，也正是荣格心理学发展的关键。

卡尔夫采用周敦颐的太极图思想，将太极、两仪、四象和八卦，配合阴阳五行之运作，作为沙盘游戏治疗最重要的理论基础和操作原则。

四、沙、水、沙盘、沙具及其象征

沙子和水都是沙盘游戏疗法中的操作性要素。看似简单，但包含着朴素与自然的心性，包含着原型意象及其象征。于是，对沙子和水的认识和理解，也是理解沙盘游戏疗法的重要组成部分。

（一）一沙一世界

"沙"，汉字的构成为水少沙现，指水中所见的细石。海边的沙滩，也正是潮涨潮落，大海千万年的冲刷所致。我们可以想象，本来是海边的巨石，经历千万年的电闪雷鸣、风雨交加、阳光与冰川的洗礼，在种种不可思议的自然力的作用下，留在我们的沙盘中。于是，其中也就有了历史与时间的承载。或许，在钟表之前流行的"沙漏"，也正是沙子这种特性的体现。

沙是大自然送给人类最自然、最神奇的玩具之一，玩沙是很多儿童喜欢的活动。沙是童年的世界，从自家附近的沙堆到幼儿园的沙池再到海边的沙滩，到处都可以看到儿童兴致勃勃玩沙的场景，在沙堆上造鸟窝、挖洞、建水库、筑堤坝……这些可以给儿童带来无穷的乐趣。很多父母常常有这样的体验，当经过工地旁边的沙堆和石子儿堆时，孩子偏偏要从这些"小山"上走过去，伸手抓点儿什么，然后再扔出去。有时候还索性蹲在沙土堆边，造小山洞或挖小河沟。沙也是成人曾经的世界，我们每个人在小的时候都有玩沙的体验，从海边沙滩的踏浪而行到雕砌大型沙雕，以各种方式诠释着对沙的感悟和理解。沙介于固体和液体之间、海洋和陆地之间，因此深度心理学认为沙象征着人的意识与无意识世界的沟通。我们用手捧起一把细沙的时候，沙就会像水一样从指缝流走，沙的流动感也和水一样让人体验到一种自由和生命感。沙和水有一个共同的特点，即都没有固定的形状，人们可以根据自己的意愿，塑造出各种变幻莫测的形状。

英国诗人威廉·布莱克用如下四行诗句作为其长诗《天真的预兆》（Auguries of Innocence）的开始：

To see a world in a grain of sand

And a heaven in a wild flower

Hold infinity in the palm of your hand

And eternity in an hour

一沙一世界

一花一天堂

手中拥有无限

刹那便成永恒

普普通通的沙子，也包含着珍珠般的色彩，凝聚着历史心性的结晶（如图1-5）。在许多文化传统中，沙子也被赋予神圣的意义，或拥有神圣的用途，比如藏传佛教的坛城沙画（如图1-6）。《四十二章经》中有这样的阐述："辞亲出家，识心达本，解无为法，名曰沙门。"

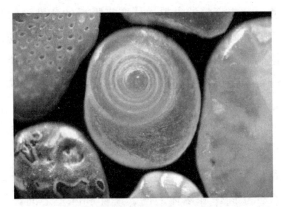

图 1 - 5　放大后的夏威夷沙滩上的沙子

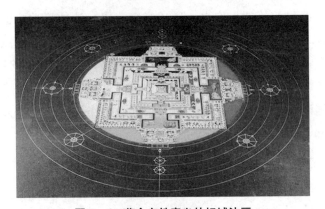

图 1 - 6　蕴含自性意义的坛城沙画

　　我们常用"沙里淘金"来形容沙盘游戏治疗。对于我们来说，沙盘中的粒粒沙子，便是心理分析炼金术的"原始物质"，而沙子所包含的心性意义，也正是沙盘游戏治疗的追求。

（二）水之寓意

　　在沙盘游戏治疗的基本设置中，"水"是一项重要属性。标准的沙盘游戏治疗室总是配备两个沙盘：一个是使用干沙的沙盘，另一个是可以用水的湿沙盘。一旦把水引入了沙盘，沙子的感觉也便随之而改变。我们也就可以更方便地在沙盘里将沙子堆积塑形。水是生命之源，水以及水之本色、水之原型意象，也正是心理分析与沙盘游戏工作的基本内涵。

犹如沙子之朴素，水也十分普通。但在汉语中，"水"被解读为"准"，和"平"，"天下莫平于水"，也即我们平时所说的"水准"和"水平"的由来。《说文解字》中说："水，准也。北方之行。象众水并流，中有微阳之气也。"《白虎通准》中说："水位在北方。北方者，阴气在黄泉之下，任养万物。水之为言义也。"

在郭店楚墓竹简中有轶文《太一生水》篇，盛赞"太一生水"。"太一生水，水反太一，是以成天。天返太一，是以成地。""是故，太一藏于水，行于时。"这很容易使人想起《老子》第三十九章"昔之得一者"之"一"与此"水"的关系："天得一以清，地得一以宁，神得一以灵，谷得一以盈，万物得一以生，侯王得一以为天下贞。"《老子》说"上善若水"，此之谓也。

孔子逢水必观，尤其是逢大水必观，为我们留下"子在川上曰：逝者如斯夫，不舍昼夜"的千古绝唱。《孔子集语》中引子贡就此的询问："君子见大水必观焉，何也？"于是有了孔子的回答："夫水者，君子比德焉。遍予而无私，似德；所及者生，似仁；其流卑下句倨，皆循其理，似义；浅者流行，深者不测，似智；其赴百仞之谷不疑，似勇；绵弱而微达，似察；受恶不让，似贞；包蒙不清以入，鲜洁以出，似善化；至量必平，似正；盈不求概，似度；其万折必东，似意。是以君子见大水必观焉尔也。"在水的意象中，也已经包含了心理分析与沙盘游戏之治愈的关键和根本。

在佛家中，有"六度"若水之说。水（如图1-7）的意象也蕴含与昭示着布施、持戒、忍辱、精进、禅定、般若之境界。布施若水，普润众生；持戒若水，水滴石穿；忍辱若水，清浊兼容；精进若水，奔流不息；禅定若水，万物静观；般若若水，海纳百川。

（三）沙盘与沙具

沙盘和沙具是沙盘游戏治疗的重要标志和特征。我们一般选用木质的沙盘，将底面和内框的四边都做成蓝色，寓意天空和海洋的颜色，同时也是地球本身的蔚蓝色。

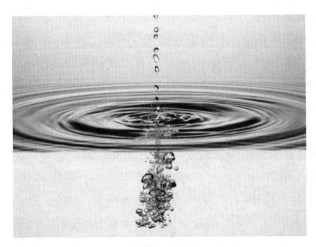

图 1-7　水

因而，沙盘的蓝色也与沙子和水有着自然的契合。蓝色总是能给人带来一种宁静、广大与深远的感觉，也成为沙盘游戏治疗的一种底色和潜在气氛。

沙具是在沙盘游戏治疗中所使用的物件模型，大多是精心设计和收集的。

表达原型和原型意象，作为重要的文化象征以及神话原型（如图 1-8），以及表示阴影和情结，是设计和收集沙具时考虑的重点。

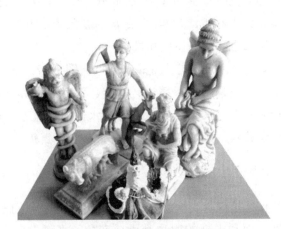

图 1-8　神话原型系列沙具

从伏羲女娲、佛祖观音、宙斯等奥林匹斯诸神，以及印度、埃及、巴比伦等地和阿拉伯和印第安等民族诸多文化意象，到大母神系列（如图1-9）、魔法师系列、巫师系列、万圣节系列、修道院系列、死神系列，以及斯芬克斯、凤凰麒麟等，囊括各文化传统中的主要原型意象。

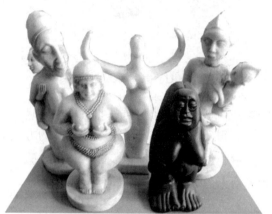

图 1-9　大母神原型系列沙具

在此基础上，研制沙具时也尤其重视自然的原始材料，比如普通的石头贝壳（如图1-10）、各种动物植物、基本的交通工具和家庭用品（如图1-11）等，普通的人物和基本日常生活用品也都是必备的沙具。

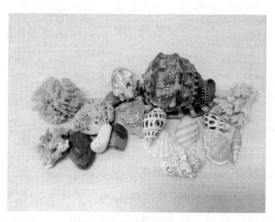

图 1-10　石头贝壳类沙具

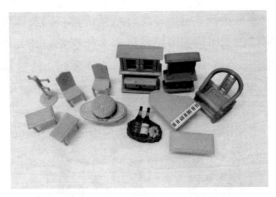

图 1 - 11   家庭用品系列沙具

在沙具的设计和收集过程中，所体现的也正是我们在前文中表达的思想：把无形的心理内容以某种适当的象征性的方式呈现出来，从而获得治疗与治愈、创造与发展，以及自性化的体验，这便是沙盘世界的无穷魅力和动人力量之所在。

第二节   团体心理辅导

团体心理辅导的产生晚于个体心理辅导，它因应社会发展中大量的群体性心理辅导需求而产生。例如工业化社会下的人际隔离、工业生产对整齐划一的要求导致人类心灵对社会链接的需要、心灵多样性受到削弱或压抑，产生了大量的群体性、共同性的心理问题，而个体心理辅导难以满足人们日渐增长的心理辅导需求。团体心理辅导的产生是社会发展背景下人类心灵发展的必然产物。

一、团体心理辅导的定义

团体心理辅导是在实践中被逐渐认识和定义的。团体心理辅导的最初尝试出现于 20 世纪初，当时美国内科医生普特拉开始在肺病病人团体中采用团体教育、现身说法、分享知识、小组讨论、榜样激励的方式，鼓励病人适应社会生活。在普特拉之后被用于美国教育领域，继而被精神科医生使用。团体心理辅导最重要的发展是二战中对士兵的创伤后团体心理干预。二战后这一效率高且富有创造力的心理工作方法被深入研究和广泛使用，逐渐形成了各种类型的团体心理辅导模式。团体心理辅导的规模化发展促成了团体专业工作者协会（Association for Specialists in Group Work，ASGW）于 1973 年在美国成立，该协会于 1990 年制定和发布了"团体工作者专业训练标准"（Professional Training Standards for Specialists in Group Work），在该标准中提出了团体心理辅导定义的前身——团体工作的概念。

（一）团体是什么？

团体专业工作者协会提出，团体工作泛指通过团体的方式助人或完成任务的一种广泛的专业实务工作，通常由具备专业能力的实务工作者运用团体理论协助一群互相依赖的人达成他们个人的、人际的或与任务有关的共同目标。

该定义明确提出了团体及团体工作的几大要素：团体方式的专业实务工作、由具备专业能力的工作者带领、运用团体理论、群体相互依赖、达成共同目标。为了更清晰地界定团体心理辅导，我国团体心理辅导研究的领军人樊富珉教授（2005）首先将形成团体的要素总结如下：

第一，需具有两个或两个以上独立的个体；

第二，个体之间彼此互动、相互影响；

第三，具有共识；

第四，共同遵守相应的规范。

根据上述团体要素，当家庭中的 3～4 个人在一起吃饭但各自玩手机时，这个家庭不是一个团体；但当他们为了共同面对家庭中重要人员的丧失而一起参加丧失主题的团体沙盘游戏辅导时，就形成了一个团体。在马拉松比赛中奋力向前奔跑的选手虽然遵守马拉松的规范，但因为彼此缺少互动、缺少对参加比赛的共识而未形成一个团体；而在马拉松赛程中突遇降温，选手们彼此相助提高温度、达成生命第一的共识、遵守互助共赢的规范时，则形成了一个团体。团体的四大要素缺一不可，是团体心理辅导中维护团体形成、达成团体效果的基本要素。

（二）团体心理辅导

团体心理辅导是对 group counseling 的翻译，counseling 有咨询、辅导、建议的含义，因此 group counseling 常翻译为团体心理辅导或团体心理咨询。在我国台湾地区习惯上更多地使用团体咨商或团体辅导，在大陆则多用团体心理辅导。尽管使用习惯不同，但对团体心理辅导的内涵理解则基本一致。本书统一使用团体心理辅导。

团体心理辅导是相对于一对一的个体心理辅导而言的，是在团体情境下进行的一种心理辅导形式，通过团体内人际交互作用，成员在共同活动中彼此交往、相互作用，通过一系列心理互动过程，探讨自我、尝试改变行为、学习新的行为方式、改善人际关系，以解决生活中的问题（樊富珉，何瑾，2010）。团体心理辅导强调在团体情境下通过人际交互作用从而改善行为、解决问题，是以问题为导向的。

团体心理辅导通常由有相似需求的成员（也即参与者）组成，这些成员携带着相似的困惑或问题组成一个具有共同目的的团体，带领者通过心理学的方法、社交活动的方法等在团体中营造轻松、信任、安全的氛围，促使成员之间发生相互作用，并在相互作用之中观察自己的行为、观察他人的行为，彼此之间反馈观察和感受、讨论共同的议题，获得他人的支持与反馈，从而营造信任感和归属感，进而促使成员获得对自身困惑或问题的领悟并做出改善。

（三）团体心理辅导与个体心理辅导

团体心理辅导与个体心理辅导是心理辅导工作的不同形式，既可以联合使用也可以单独使用。二者尽管形式不同但目标基本一致，都是为了帮助个体扩展对自我的认识和促进社会适应。了解二者的特点、适用范围、优势和局限、理论和技术特征有助于为来访者选用适合的方式。

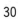

团体心理辅导与个体心理辅导的相同点表现为：

目标一致。团体心理辅导和个体心理辅导都是为了促进个体认识自我、接纳自我、自我调节、自我发展，增进人际适应和社会功能。

原则相似。团体心理辅导和个体心理辅导都强调安全、接纳、放松、自由氛围的建立，强调个体在其中感受到安全，释放焦虑和不安，促进自由表达和在认知与情感上的自我探索，通过扩展自我认识和理解促使个体在心理功能和社会适应上的改善。

技术相似。两者都需要辅导者熟练掌握心理工作的知识和技术，能够使用心理咨询的基本技术，如共情、澄清、具体化、情感反应、对质等，帮助个体达成领悟，促进心理功能的完善和发展。

对象相似。团体心理辅导和个体心理辅导的对象均以在生活中遇到困扰或在发展中遇到阻碍的正常人为主，主要是促进正常人的积极发展和社会适应，两种辅导方式均不针对障碍性问题。

伦理准则相似。两种辅导方式均须遵循基本的心理工作伦理，例如保密原则，保密例外原则，以团体成员利益、以来访者利益为先的原则，同时辅导者在工作中均须认识到辅导工作的局限性。

团体心理辅导与个体心理辅导的差异表现为：

互动程度不同。在个体心理辅导中辅导者可能会对来访者进行每周 1~2 次、连续数周甚至数年的辅导，辅导者与来访者之间建立深刻的一对一的关系和连接，工作是非常深入的；但辅导者通常只接触来访者一人，互动虽然深入但广度较小。在团体心理辅导中辅导者对两位或两位以上的来访者进行辅导，在团体中人们之间呈现出复杂的互动模式；但每一位团体成员与其他人的互动深度与个体心理辅导相比较为浅层，表现出与社会交往相似的特征，团体互动频繁、广度较大但深度有限。

助人氛围不同。在个体心理辅导中，辅导者与来访者是助人者与求助者的关系。来访者在一定程度上将辅导者投射为权威、老师等具有较高权力位置的人，而自己处在受助者这个较低的权力位置上，难以感受到自己对辅导者的帮助，较容易产生病耻感；在团体心理辅导中，团体成员因具有共同的诉求而紧密连接，每个人都能够就他人的议题发表感受、提供反馈和帮助，容易形成"我助人人、人人助我"的感受，团体成员在其中容易感受到主动性、合作感，促进自我价值和成就感的确认。

问题类型不同。个体心理辅导更适合需要深层次连接、有较大困扰的来访者，而团体心理辅导更适合有人际困扰、短期发展性困惑的来访者。

工作场所不同。个体心理辅导所需的空间以安静、舒适、私密为佳；而团体心理辅导则需要较大的空间，且根据团体类型和主题的不同，布局、布置和设施应有相应的不同。

（四）团体心理辅导与团体心理治疗

团体心理辅导与团体心理治疗具有相似的理论基础和技术要点，是一个连续体，不存在本质的差异，但在服务对象、工作水平、对带领者的要求等方面存在一些差异。

团体心理治疗是以心理治疗理论为基础，对心理障碍患者进行矫治、治疗和人格重建的一种团体工作方式。实施团体治疗的通常是临床心理学家、精神科医生，通常是在医疗机构进行的。治疗对象通常是具有心理疾病的患者，例如被诊断为抑郁症、焦虑症、情感障碍、人格障碍等的来访者，对他们进行的团体心理治疗是以疾病治疗为主的矫治性治疗，而不是发展性的和预防性的工作。团体心理治疗是一个长期的过程，一个团体心理治疗可能延续一年甚至数年，团体成员在团体中常常需要回顾过去的生活经历，治疗师需要识别成员的潜意识动力、促进成员的人格重建。简言之，团体心理治疗的工作深度更大、对治疗师的要求更高（樊富珉，何瑾，2010）。

从团体目标、实施过程、互动状态、活动形式等方面，对比团体心理辅导与团体心理治疗的特征，如表1-1所示。

表1-1　团体心理辅导与团体心理治疗的特征（刘勇，2007）

团体心理辅导的特征	团体心理治疗的特征
1. 团体具有共同目标；	1. 团体中各个成员的目的比团体目的更重要；

团体沙盘游戏辅导

团体心理辅导的特征	团体心理治疗的特征
2. 讨论以增进知识为目的，通常不指向个人，讨论的问题通常与团体共同问题有关；	2. 讨论通常偏重情感或感情色彩，所讨论的或感受的问题是个人问题；
3. 重点在讨论内容上；	3. 强调讨论的过程，其次是讨论的内容；
4. 注重团体利益与学习；	4. 团体只是手段，个人才是重点；
5. 由实施评鉴及判断任务的带领者时常加以评价；	5. 营造自由、宽容的气氛以减少焦虑，促进成员自由表达任何感情；
6. 团体成员对他人的态度不会有很大改变；	6. 团体成员更能互相支持；
7. 辅导的主要目的是促进知识的增加与了解；	7. 治疗的目的是团体成员更能接纳自己、了解自己，以至产生变化；
8. 团体辅导通常以带领者为中心；	8. 团体治疗倾向于"以当事人为中心"；
9. 团体辅导将会形成形式的和组织的类型；	9. 团体治疗具有非形式的或非组织的类型；
10. 团体辅导的人数可以比较多。	10. 团体治疗的规模较小，人数较少。

二、团体心理辅导的特点与功能

团体心理辅导起步虽晚但发展迅速。由于它独特的魅力，团体心理辅导使得具有共同心理需求和困惑的人们形成一个团体，并在团体营造的安全、信任、接纳、自由的空间里通过一系列团体活动发生互动和交往，在此过程中人们彼此感受、观察、模仿、影响、支持，彼此为镜，从而深化和扩展自我认识、提供行为示范、帮助学习新行为、改善人际关系，以促进适应社会生活。

（一）团体心理辅导的特点

第一，团体心理辅导影响力大。

影响力大是从影响的来源较广、影响的角度较多、影响的交互作用较强三方面来说的。在个体心理辅导中，来访者通过与辅导者一对一的单向和双向沟通获得帮助，来访者所受到的影响仅仅来自辅导者以及双方的交互。在团体心理辅导中，团体形成了一个密闭的环形结构，团体成员彼此之间的沟通在环形结构之中回荡交叠，犹如在水池中扔下石头激起的涟漪，每一位成员都受到团体中其他成员的影响，影响来源更为广泛。团体中的成员因具有类似的问题或困惑而形成团体，当成员分享个人感受、体验时，也能够得到其他成员从不同角度提供的意见和反馈，有利于从不同角度补充和完善个人感受和体验、从多个角度理解问题和困扰，集思广益，进而更理解和接纳自己。团体成员的交互影响作用不仅体现在"三个臭皮匠"效应上，也体现在角色的灵活上。在团体中每个人既是求助者又是帮助者，能够给予他人帮助、得到他人的肯定和对帮助的重视，这些对成员形成强大的积极动力，会促使成员更加投入、更加开放，获得更多的突破和新的经验。

　　例如，某小学为多动症儿童家长开展支持性的团体心理辅导，在团体分享过程中，家长们发现并不是只有自己受到孩子"爱走神、写作业有困难"等问题的困扰，有些孩子比自己家的孩子情况还严重，团体中并不是只有自己是有困难的那个，家长从这一普遍化认识中得到一些安慰。通过在团体中学习有关多动症的知识，家长们一起分享各自孩子的行为表现、烦恼的瞬间和感动的瞬间，因困扰引起的烦恼和焦虑逐渐减少，从孩子之间的对比中增进了对孩子症状和行为的理解，形成了对孩子表现的积极思考，减少了在孩子教育中的挫折感，从而形成了解决问题的迫切愿望，团体齐心协力，共同探讨解决问题的有效途径。这种团体心理辅导产生的效果不是仅靠团体带领者达到的，而是交互作用的独特影响。

　　但是，团体并不总是产生积极的影响，有时也会产生消极的影响。当团体凝聚力、团体成员的信任感、团体的安全感和动力等不强，出现破坏性的、消极的影响力，而带领者未能及时调整和干预时，会对团体成员造成很大的伤害。例如，学校在为一个有矛盾的宿舍开展团体心理辅导时，一位团体成员不断打断他人发言、主导团体讨论走向、尝试控制团体，其他成员迫于压力不得不附和这位成员，或为了自保而保持沉默。在这种情况下，团体就已经出现了分裂的情况，需要带领者及时干预，否则将对团体成员产生消极的影响。

团
体
沙
盘
游
戏
辅
导

第二，团体心理辅导效率高。

从单位时间的使用效率和问题解决的效率来说，团体心理辅导比个体心理辅导效率更高。个体心理辅导一次工作通常需要 50 分钟至 1 小时，一次只面向一位来访者。团体心理辅导则是在单位时间内同时面向多位团体成员，提高了心理辅导时间配置与人力配置的效率，符合经济原则。

团体心理辅导的效率高还体现在"三个臭皮匠"效应上，团体成员集思广益、共同讨论，在短时间内能够为他人提供更多的视角、思路和可供借鉴的方法，同时可以借他人经验防范可能出现的问题，提高解决问题的效率。

从满足大众对心理服务的需求来说，团体心理辅导可以有效缓解大众快速增长的心理服务需求与心理服务人员不足的矛盾。从团体心理辅导的发展历史来看，团体心理辅导在二战后迅速发展正是由于当时战争后遗症导致的心理服务需求剧增，而专业人士较少，团体心理辅导作为一个短时间内能服务大量人群的心理服务方式得到了广泛推广。2019 年末新冠肺炎疫情暴发以来，我国采取了有效的措施控制疫情的发展，防疫一线的一些工作人员、防控措施要求封控的一些人存在普遍的焦虑和抑郁情绪，团体心理辅导在防疫情势下的应用也不断被证实有良好的效果，为人们提供了相互支持和帮助的空间。

第三，团体心理辅导的后续效果好。

预后一直是心理辅导关注的重要内容，心理学临床工作者关注来访者或团体成员能否将在个体心理辅导或团体心理辅导中心理功能的提升延续到生活中。团体心理辅导在理论上和实践中都有较好的后续效果。从理论上来说，团体心理辅导提供了一种对现实社会交往的浓缩性模拟，将社会交往中的担心、焦虑、防御、应对浓缩在一个固定的时间段内，在安全的氛围下、在专业人士的带领下、在专业的设置下，团体成员能够自由表达、得到榜样示范，观察、学习、试验人际互动技巧和方法。这些技巧和方法经过反复试验并得到过团体成员反馈，更容易在生活中使用。同时，团体成员彼此之间的支持、对各种情况的充分预估和讨论，也帮助成员更有信心在生活中实践。

（二）团体心理辅导的功能

人类是社会性动物，在团体心理辅导中，成员彼此互动，通过观察、模仿、学习、试验等方式来获得发展和改善，因此团体心理辅导对成员具有教育、发展、预防与治疗四大功能。

第一，教育功能。团体心理辅导的过程促进成员相互作用，促使成员在相互作用中反观自身，并从不断观察自我和他人的过程中形成对自我体验的修正，也就是自我教育。同时，团体心理辅导的设置、行为规范也为成员提供了社会生活学习机会，这些均具有教育的功能。

第二，发展功能。团体心理辅导的目的在于促进团体成员适应性功能的发展。团体心理辅导的主要服务对象是遇到困惑或发展问题的正常人，旨在通过团体心理辅导改善他们的功能，促进其整体心理功能的发展。

第三，预防功能。团体成员在团体心理辅导过程中通过讨论、观察、体验、反馈等社交互动，不断加深对自己的了解与认识，有机会讨论自己的担心和焦虑，学习应对的策略与方法，增进解决问题的能力，进而预防或减少心理问题的发生。

第四，治疗功能。对于存在情绪困扰和行为偏差的团体成员来说，团体心理辅导营造了一个适应性行为的模拟训练场，在安全的环境中、在团体的支持和协助下，成员更能够有勇气、有机会得到舒缓和解决问题。

（三）团体心理辅导的局限性

团体心理辅导存在一定的局限性，一些成员、一些情况使得团体心理辅导并不总是有效。其局限性主要表现为：

第一，具有不适应团体情境的个人特质的成员难以从中获益。团体心理辅导虽然从整体上通过营造安全、接纳、自由、互助的氛围来使成员受益，但团体所模拟的社会交往仍然会使不适合团体辅导的成员难以获益甚至受到伤害。例如，依赖性过强的人、有社会交往障碍的人、自我封闭的人或过于以自我为中心的人，就难以从团体中获

团体沙盘游戏辅导

益，甚至可能阻碍团体发展。

第二，在团体情境中难以顾全个体差异。在团体心理辅导中，一位带领者需要照顾每个成员，尽管成员因相似的困扰组成团体，但仍然存在显著的个体差异，团体分配到每个成员身上的时间和关注不同。一些成员如果较少表现对团体关注的需求，则可能分到的关注和时间会较少。一些成员关心的议题、提供的建议、分享的反馈可能较少得到回应。因此，每个成员的个性、特点不同，从团体中得到的收获也存在差异。

第三，团体心理辅导对带领者的要求较高。个体心理辅导者只需要照顾一位来访者，团体心理辅导者则需要关注每一位团体成员。这就需要团体心理辅导者接受过专业的训练，具有丰富的经验、健康的人格、敏锐的觉察、准确的判断，及时做出反应。团体心理辅导者需要具备丰富的个体心理辅导受训经验和团体心理辅导受训经验。

三、团体心理辅导的目标与类型

要评估团体心理辅导的效果，需要团体心理辅导具有明确的目标。团体目标犹如灯塔为团体指明方向，建立希望。团体目标与团体类型互为表里，团体目标常常影响采取哪种团体类型，团体类型为目标的确立设下限制，二者互相影响。

（一）团体心理辅导的目标

依据团体心理辅导目标的普遍性与特殊性，以及对团体发展过程的评估需要，可以将团体心理辅导目标分为一般目标、特殊目标和过程目标。

第一，一般目标。一般目标是指不同类型、因不同目的组建的团体都具有的目标，主要包含以下几项（樊富珉，何瑾，2010）：

- 增进对自我的认识，促进成员对自己形成更合理的看法；
- 发展成员的社交技巧和人际关系能力，学习信任他人；
- 培养成员的责任感，关心他人、觉察和理解他人，更有效地与人交往，认识与人分享的价值和重要性；

● 培养成员的归属感和被接纳感，促进安全感，增强面对挑战的信心；

● 促进成员独立自主、做出选择、独立解决问题的能力，促进成员发现资源解决一般发展性问题和冲突矛盾的能力；

● 帮助成员确认个人价值观，协助其在自我评估的基础上修正与改进；

● 帮助成员增强自我方向感，协助成员将在团体中的能力应用到日常生活和工作领域。

第二，特殊目标。特殊目标因不同的团体而有所差异。例如，父母敏感性训练团体的特殊目标是提升父母对孩子情感、行为的敏感性；压力调节团体的特殊目标是降低压力值、增进对压力应对方法的了解。

第三，过程目标。团体心理辅导的发展是一个连续的阶段，大致包括初始阶段、过渡阶段、工作阶段和结束阶段，每个阶段的团体的发展目标都不同，及时在过程中评估阶段性目标的实现情况有利于及时把握团体的发展方向，保证团体发展顺利进行。

（二）团体心理辅导的类型

依据团体的目标、功能、性质、时间和成员构成等因素，可以将团体心理辅导划分为不同的类型。

第一，根据团体目标不同可以将团体心理辅导划分为成长性团体辅导、训练性团体辅导、治疗性团体辅导和自助性团体辅导。

● 成长性团体辅导是应用最广泛的团体心理辅导形式，在学校教育中的应用尤为突出，还可应用于培养领袖型人才、帮助缺乏自信的或社会适应有问题的人；成长性团体辅导主要以促进成员主动参与、表达自我、自我探索、自我成长与完善为目的。

成长性团体辅导的成长功能主要体现为：补充和修正成员的社会功能、社交技巧；使成员掌握能够自主解决问题的技巧；帮助成员趋向自我完善，促进其潜能的发挥。

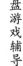

在团体心理辅导发展历史上影响较大的成长性团体是会心团体（encounter group），包括人际关系小组、敏感性训练小组、个人成长小组、人类潜能小组等。这些团体的侧重点虽然不同，但均强调团体中的人际交往经验、注重此时此地的情感。会心团体的辅导目的不是治疗，而是促进个人成长，包括了解自我、增强自信、寻求有意义的人际关系。

● 训练性团体辅导着重于技巧的培养，常见的训练性团体多侧重于人际关系技巧培养，强调通过团体环境中的行为实验来帮助成员了解如何解决问题、如何做决定、怎样表达自己的意见等。训练性团体不注重个体成长，而重视团体发展的过程，注重在团体活动过程中成员互动的方式，促进成员通过观察、学习改进自己的行为。

训练性团体辅导的主要功能是提供一个实验室，帮助成员识别适应不良的行为、观察适应性行为，通过不断练习形成和巩固新的适应性行为。关键在于营造一种安全的、非评判性的气氛，使成员能够识别自己的行为方式、试验自己行为方式的效果，并从他人的反馈中评估行为的适应性和适应不良，从而找到适当的行为方式。成员在团体中不以改变行为为目的，而是体验改变是否能促进个人在团体及人际交往中生活得更充实和满足。

训练性团体辅导的特性：强调此时此地，不涉及成员过去的行为；强调过程而非内容；强调真实的人际关系，尊重他人并有利于他人成长。

● 治疗性团体辅导是通过团体特有的治疗因素改变成员的人格结构，使他们康复。治疗性团体通过提供支持、关心、情感宣泄途径、矫正性体验等方式来帮助成员。治疗性团体辅导一般持续较长的时间，所处理的问题也比较严重，往往针对异常心理和行为问题，团体工作对过去的重视更多，注重将此时此地与过去进行连接并促使矫正性体验的产生。但治疗性团体的成员未必更不健康，许多心智健康的正常人也可以从治疗性团体中获益良多。

● 自助性团体是有共同特点、需求或问题的人建立起一个支持系统，这个系统为人们提供知识，帮助人们对抗心理紧张和压力，为改变生活提供动力。例如，广场舞团体、支架手术康复团体、戒酒互助团体等，在这些团体中，成员共享经验，共同学习，彼此鼓励、劝告和支持，他们许多重要的需求在团体中得到满足，而这些需求是专业工作者不能满足的。

第二，根据团体结构化程度不同可以将团体心理辅导划分为结构式团体辅导、非结构式团体辅导、半结构式团体辅导。

● 结构式团体辅导是指事先做了充分的计划和准备，安排了固定的活动程序让成员实施的团体辅导。在这类团体中带领者的身份角色明确，带领者需采取较多的技巧引导团体成员互动，优点是固定的活动程序在团体早期能有效降低参与者（也即团体成员）的焦虑，增进合作。这种辅导比较适合规模较大的团体，青少年、大学生组成的团体也比较适合。

● 非结构式团体辅导是指在大部分团体时间里不安排有相应程序的固定活动，带领者根据成员需求、团体动力和凝聚力情况来决定团体的目标、进程。带领者的任务是催化、支持，多是以非指导性的方式介入团体。非结构式团体辅导适合小型团体（10人左右），年龄较长、心智成熟、表达能力强的成员较为适合。

● 半结构式团体辅导是介于结构式团体辅导和非结构式团体辅导之间的一种团体辅导形式。有设计好的初步的团体方案和进程，但不拘泥于已有的程序，成员有一定的自由度。

第三，根据团体开放程度不同可以将团体心理辅导划分为开放式团体辅导和封闭式团体辅导。

● 开放式团体的成员不固定、不断更迭，新成员随时加入，老成员随时选择参与或不参与，每次团体活动的人员有变化。开放式团体对成员的选择标准非常宽松，允许持续的成员流动。这种模式非常适合住院病人参加，因为住院病人的流动经常发生。这种团体对需要短暂支持和紧急帮助的成员是非常有价值的。

● 封闭式团体从第一次活动到最后一次活动，成员都保持不变。封闭式团体强调对成员有入团之前的筛选，团体成员之间的凝聚力较强，连接和认同较多。新成员的加入会影响团体的连续性和凝聚力，

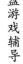

因此封闭式团体更有利于团体辅导效果的产生，是常用的团体辅导方式。但并不是每个成员都适合封闭式团体，对亲密感感到抗拒的成员可能在封闭式团体中感受到威胁。

第四，根据团体成员的构成可以将团体心理辅导划分为同质性团体辅导和异质性团体辅导。

● 同质性团体成员本身的条件、背景或问题具有相似性。例如，在学校团体中，参与者通常年龄相似、文化背景相似、生活环境相似，处于相似的发展阶段。判断团体是否同质需考虑性别、年龄、婚姻状况、理解能力、教育背景、社会地位、经济水平、问题类型等。同质性团体的优势是成员因相似而有共同语言和体验，容易相互认同，更容易发展出团体凝聚力；劣势是可能形成共同的局限和盲点，缺乏创造性。

● 异质性团体成员的条件或问题差异大，例如年龄、地域、背景、地位极不相同。具有不同经历和适应模式的人组成的团体会增加趣味性，能够提供不同角度的观点，容易激发创造性。但异质性较强的团体成员之间建立认同、形成凝聚力所需的时间较长，成员之间的防御和抗拒较多，容易出现挫折妨碍团体发展。

第五，根据成员年龄和发展阶段可以将团体心理辅导划分为儿童团体辅导、青少年团体辅导、大学生团体辅导、成人团体辅导、老人团体辅导。

依据不同年龄段和心理发展阶段所出现的共性问题，团体需要设置相应的针对共性问题的团体目标，并采取合适的团体活动方式。例如，儿童团体的语言发展功能较弱，更适合规模较小的结构式团体辅导，使用绘画或沙盘等表达性手段；老年团体则更适合非结构式团体辅导，使用语言表达更合适。

第三节　团体心理辅导的理论

当我们带领一个团体的时候，理解成员如何从团体中获益，以及促使团体获得成功的因素有哪些是非常重要的。有关团体的理论能够帮助带领者为团体设计提供想法和框架，帮助带领者整理纷繁复杂、浩如烟海的团体工作数据，促进带领者增强信心，加强自我指导；如果团体成员了解了理论，可以促进他们对团体的投入（伯纳德，麦肯齐，2019）。下面将介绍对团体心理辅导影响较大的五种理论。

一、积极心理学

作为一直从事临床心理工作的工作者，我们经常遇到人们向我们倾诉负面情绪，询问自己是否存在心理问题或障碍，但却很少有人在获得快乐、成就、希望的时候向我们确认。在心理学作为独立学科发展之后，对个体异常心理的探索从精神分析理论与实践开始已经有一百多年的历史，个体对自己的内在的关注往往与某种适应不良或疾病联系在一起。

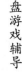

美国心理学家马丁·塞利格曼（Martin Seligman）在与女儿的偶然沟通中发现女儿"决定 4 岁以后就不要总是哭了，我（女儿尼奇）喜欢多笑一点"，女儿的自我决定和自我挑战让塞利格曼开始注意到人类的积极心理品质，并由此开启了心理学对人类优势和幸福的关注与研究（彼得森，2010）。从 20 世纪 90 年代开始，由塞利格曼及其同事共同开展的以关注人类幸福为主的研究和实践倾向被称为积极心理学。积极心理学的提出并非偶然，而是有一个漫长的过去和一个短暂的历史。历史中流传着对人类精神力量的肯定，例如中国古代愚公移山、夸父逐日的故事都是对人类坚韧的精神和勇于追求的精神的歌颂。塞利格曼提出的积极心理学希望修正过去心理学关注疾病、关注心灵痛苦创伤的倾向，提出应在关注人类心灵痛苦和疾病的同时，也关注人类应对痛苦的乐观、希望、坚韧、耐力等积极品质和心理过程，人类的美好和卓越与疾病、痛苦、混乱是同样真实存在的。积极心理学的研究集中于积极情绪、积极心理过程、积极人格品质、创造力与潜能。

积极心理学认为，人类在积极创建美好生活的过程中，会遇到挫折、痛苦和创伤，人类在应对挫折、痛苦和创伤的过程中产生的幸福、美好、坚定、满足、乐观、韧性与抑郁、悲伤、难过都是人类心灵的必然组成部分。积极情绪和消极情绪都是人类生活的重要组成部分。主观幸福感是积极心理学研究较多的，幸福不仅包括欢欣、得意、满足等积极情绪情感体验，还包括对生活各方面的满意程度的认知评价。在个人主义文化和集体主义文化下，人们的主观幸福感表现是不同的，主观幸福感与发散性思维和创新、长寿有关。

积极心理学认为存在积极的心理品质，包括好奇心、勇敢、善良、宽容等。彼得森（Peterson）和塞利格曼在《性格优势与美德》（*Character Strengths and Virtues*）一书中建构了奉行价值观-性格优势和美德分类体系，区分了人类的六大美德——智慧、勇气、仁慈、正义、克己和超然，并设计了为期 6 个月的性格优势增强主观幸福感干预实验，两人发现，在控制了安慰剂效应的互联网研究中，参与者的幸福感都显著增强了。

积极心理学对希望、乐观、韧性、沉浸、情商、自我效能感都展开了大量的研究，并提出在儿童发展过程中，积极家庭关系对儿童建构友谊、利他、共情、信任、宽容、感恩等积极心理过程和品质具有重要意义。积极心理取向的心理治疗利用积极心理学研究的结果设计治疗项目，主要的干预目的是给生活注入快乐，鼓励人们运用感恩和宽容的品质，沉浸式地体验生活、过有意义的生活，改善家庭、学校和职场人际关系。

积极心理学为团体心理辅导带来了新的启示。积极心理学提倡除了关注人的心理症状、焦虑抑郁等引起不适的情绪之外，还应关注人的积极心理品质、积极情绪、积极心理体验、积极心理过程，关注在创伤、苦难、挫折之中人类心灵的努力和奋斗，重视人类精神和道德的力量，以积极、长远发展的眼光看待人类活动。这为团体心理辅导注入了积极的能量，使团体成员带着主动、积极的赋能感，消除接受心理辅导带来的被动、羞耻感，更有助于促进团体成员从团体心理辅导中获益。

二、人本主义心理学

人本主义心理学兴起于西方心理学思潮和革新运动中，是针对当时流行的行为主义环境决定论和精神分析生物还原论思想提出的，主张重视研究人的本性、潜能、经验、价值、创造力及自我实现，被称为心理学的第三势力。人本主义心理学是一个由许多观点相近的心理学家和学派组成的松散联盟，代表性人物是马斯洛（Maslow）、罗杰斯（Rogers）、罗洛·梅（Rollo May）和布根塔尔（Bugental）。

人本主义心理学的基本理论认为：第一，人性本善。人本主义心理学家相信人是"一种正在成长中的存在"，是"一个独特的有机体"，这个有机体"包含着趋向实现的潜能"，"人对美德的追求本身就是一种奖赏，能够得到一种更深刻的幸福感和内在生活的丰富感"。第二，人本主义心理学家马斯洛（Maslow，1943）提出人的需求层次理论以描述人的动机体系，认为人的需求包含基本需求和成长需求共两大类五个层次，个人需求结构的演进呈现出递进式发展和交替式发展的结合，低层次需求先出现，低层次需求高峰过去后，高层次需求才能起作用。第三，人本主义理论的核心概念是自我实现，自我实现是人的最高动力。马斯洛认为一个心理健康的人应自我实现，高峰体验是人在自我实现时所感受到的一种非常豁达的极乐的瞬时体验，高峰体验是自我实现时的重要状态，自我实现不是一个终止状态而是一个连续不断的发展过程（车文博，1998）。

人本主义的心理治疗方法是由人本主义心理学家罗杰斯（Rogers，1951）于20世纪40年代创立的个人中心疗法，该疗法不是靠探索潜意识和改变反应方式来纠正适应不良的行为，而是一种非指导式疗法，强调通过提供一种适宜的心理环境和心理气氛，帮助来访者启动内在的潜能从而自我理解，改变对自己和对他人的看法，产生自我指导行为，达到自我治疗的目的。该疗法将来访者视作享有同等权利的参与者，咨询师重在鼓励来访者自己叙述问题、自己解决问题，而非帮助来访者解释过去被压抑的经验，也不评论来访者的自我报告。

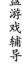

个人中心疗法取得成功的必备条件包括：

第一，真诚一致。指咨询师表里如一，不虚假，不造作。真诚能够促使来访者坦率表露自己，真正建立良好的咨访关系。个人中心疗法的关键在于咨访关系的建构。

第二，无条件积极关注。指咨询师对来访者表示真诚和深切的关心、尊重和接纳。当来访者诉说某些羞耻或焦虑的感受时，尊重他表达的自由和权利，以关注的态度接纳他，既不鄙视也不冷漠，不予评价和纠正，相信来访者能够找到改正的途径和方法。

第三，设身处地地理解（或共情）。指咨询师深入了解和设身处地体会来访者的内心世界，犹如穿来访者的鞋子走来访者的路。咨询师应敏感地倾听并设身处地地理解来访者的情绪、认识，帮助和鼓励他充分、自由地宣泄，表露内在的郁结，认识自己的问题所在，促进人格和行为的良性改变。

个人中心疗法的咨询团体被称为会心团体，是以强调团体中人际交往经验、注重此时此地的情感问题为特征的团体。会心团体的辅导目标不是治疗症状，而是促进个人成长、理解自我、增强自信、寻求有意义的人际关系。会心团体的原则是"以团体为中心"，该原则是从人本主义的"以个人为中心"原则发展而来的。会心团体通过提供一种安全的氛围，促进成员彼此之间建立尊重、信任的良好关系，减少成员的社会屏障和防御，使他们能够坦诚地开放自己、探索自己的感觉、表达自己的感受，发展开放、诚实、自然的特质，表现出新的适应行为。带领者在其中主要扮演催化者的角色，创造和促进宽容与信任的团体气氛，强调成员之间充分互动的重要性。会心团体的工作技术至今仍广泛运用于团体心理辅导，这些技术及其包含的理论是团体带领者应学习和掌握的基本内容。

三、社会学习理论

社会学习理论是一种在行为主义刺激-反应学习原理基础上发展起来的理论，用以阐明人是如何在社会环境中学习的。该理论的观点最早由米勒（Miller）和多拉德（J. Dollard）提出，后来由班杜拉（Bandura）发展完善。

班杜拉（Bandura，1969）主张把依靠直接经验的学习和依靠间接经验的学习（观察学习）综合起来说明人类的学习。他强调人的思想、感情和行为不仅受直接经验的影响，也受间接经验的影响，强调行为和环境的交互作用，强调认知过程的重要，强调观察学习和自我调节。社会学习理论的研究不仅对理解人类社会行为具有重要的意义，也为改善不适应个体行为提供了方法（樊富珉，2005）。

社会学习理论的基本观点认为：个人行为不是由动机、本能、特质等个人内部结构决定的，也不是由环境决定的，而是个人与环境的交互作用决定的，人的行为受到内部因素与外在环境因素的交互作用影响，行为与环境、个人内部因素之间是一种三角互动关系，也即人的行为同时受到环境和个人认知与需要的影响，人的行为又创造、改变了环境，个人动机以及对环境的认识使不同的人表现出不同的行为。例如，一个孩子因成绩下降正郁闷哭泣，孩子的哭泣引起了母亲的关注和同情，母亲安慰孩子"不以成败论英雄"，母亲的安慰使孩子情绪渐渐好转；同时家人思考成绩不应成为唯一的评判标准，应降低对成绩的重视，减轻孩子的压力；孩子也渐渐能够发展一些自己的兴趣，不仅从成绩中，也能从兴趣中获得成就感。在这个例子中孩子的哭泣行为引发了环境改变（母亲安慰、家人思考），环境改变引发个人动机调整（获取成就感），个人动机调整又会促使行为改变、环境改变，形成一个循环。

社会学习理论认为人的大部分社会行为是通过观察他人、模仿他人而习得的。人的行为并不是通过行为-刺激或尝试错误这样的行为主义设想形成的，而是通过观察学习的四个过程——注意、保持、动作再现及动机激励——形成的。人不仅受到自己行为结果的影响，还受到观察他人行为结果（替代强化）的影响，受到自我评价和认识的强化（自我强化）的影响。例如，人们不仅可以通过自己完成工作受到奖励而延续自己的努力，还可以通过观察同事得到奖励而努力，还会因在完成任务过程中感受到成就感而继续努力。在观察学习和模仿

团体沙盘游戏辅导

中，人是主动的、自觉的，如儿童模仿成人行为。根据人们模仿时的意识程度，可将自觉模仿分为适应性模仿和选择性模仿，适应性模仿是指为了适应环境而模仿他人的行为，如"到什么山上唱什么歌"；选择性模仿是指人们经过思考，有选择地选取要模仿的行为。例如，在某一种社会团体中或制度下，人趋向于某一个被称赞的人物或者某一种被认可的行为，以获得对自我的肯定。

班杜拉通过实验研究发现儿童不仅会模仿亲社会行为，也会模仿攻击行为。在实验中，儿童仅观看一个成人攻击塑料娃娃 10 分钟左右，无论是现场观看还是观看录像，在随后的游戏中都表现出了更多的攻击性行为（Bandura，Ross & Ross，1963）。班杜拉认为，许多社会行为通过观察、模仿就能习得，当环境条件允许时，这些习得的行为就会表现出来。

社会学习理论对团体心理辅导有重要贡献。适应不良的行为可以通过观察学习习得，适应性行为也可以通过观察学习、强化作用来习得。团体心理辅导为成员创设了一种特殊的情境——安全、自由、接纳、共情、信任、理解，这样的环境变化必然会引起成员的行为变化，某一成员通过与团体中其他成员的互动，通过观察自己行为的效果所引起的直接强化、观察他人行为引起的替代强化、自我强化进而调整自己的行为，通过适应性模仿、选择性模仿形成适应性行为。

四、人际沟通理论

人际沟通是指人与人之间运用语言或非语言符号系统交换意见、传达思想、表达感情和需求的交流过程，是人们交往的一种重要形式和前提条件。人们依靠人际沟通彼此合作、共同发展，而沟通不良则会导致矛盾和冲突。人际沟通中的语言和非语言信息一直是个体心理辅导中重要的分析内容，在团体心理辅导中，人际沟通也对团体的发展有重要影响。

（一）人际沟通的特点

第一，沟通双方互为主体。沟通双方都以积极主动状态参加交流，当沟通的一方不具备主体性或被视作客体的时候，则不能形成沟通。

第二，沟通能够调整双方的关系。沟通双方同时具备发信者和受信者双重属性，双方均借助符号系统相互影响，制约和调整双方心理和行为，沟通的结果是改变行为。

第三，沟通双方具备统一或相近的符号系统。只有统一或相近的符号系统才能保证有效沟通和相互理解，否则就会形成沟通障碍。

第四，在沟通中可能出现社会因素引起的、心理因素引起的、文化因素引起的沟通障碍。社会因素引起的沟通障碍是指交流双方的社会情境及对社会情境的理解不一致；心理因素引起的沟通障碍是指个体心理差异、心理情境导致的沟通障碍；文化因素引起的沟通障碍是指习俗、宗教等引起的差异（柯瑞，2006）。

（二）人际沟通的模式与策略

在人际沟通模式研究中具有代表性的是 20 世纪六七十年代由传播学四大奠基人之一拉斯韦尔（H. D. Lasswell）提出沟通的"5W 模式"（樊富珉，何瑾，2010），如图 1-12 所示。

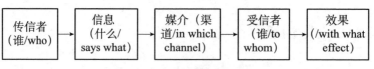

图 1-12 "5W 模式"流程

近年来的沟通理论研究还认为：沟通是一个共有的社会系统，不仅涉及两个或更多的人，还可以涉及这些人的期望与意向；沟通是一个不断发展的动态系统，研究行为关系更重要；言语沟通与非言语沟通是同一系统的组成部分，常同时发生。

团体中的沟通形式包括正式沟通和非正式沟通。团体辅导的效果与团体内的沟通状况密切相关，能够促进团体辅导效果的沟通应符合团体的要求，有助于达成团体长远目标并促进团体长远发展，能维系团体的存在，帮助建立团体的专业性形象，增强团体的动力。促进团体内沟通的方式包括语言和非语言两种策略。

第一，促进团体沟通的语言策略。寻找共同点；共情，设身处地从对方角度看问题往往能建立良好的人际关系；真诚赞美；学会拒绝，适当的拒绝是必要的。

第二，促进团体沟通的非语言策略。使用目光接触传递沟通信息和善于识别目光接触传递的沟通信息，表达关注、兴趣、提示或告诫；面部表情、体态语言都能够较好地传递成员的情绪和态度，带领者应善于观察，从中了解成员的态度和行为反应，以便更好地带领团体；善用触摸，令人舒适的触摸能够传递愉快和情谊，有利于表达支持和连接。

（三）有效沟通的原则

原则一，培养良好沟通的心理品质。有助于成功沟通的心理品质包括真诚、热情、自信、谦虚、谨慎、宽容、助人、理解，这些是促进良好沟通的前提。真诚才能取信于人；热情能增加人际吸引力；自信使人落落大方、从容不迫；谦虚使人看到他人长处；谨慎可避免盲从；宽容、助人、理解是沟通互助的基础。

原则二，克服沟通中的障碍心理。羞怯、自卑、猜疑、嫉妒、恐惧、厌恶、自负、依赖等会阻碍沟通，使双方的沟通难以建立在平等、互信、互惠互利的基础上，应尽力克服。

原则三，确立良好的第一印象。第一印象在沟通中起到心理定式的作用，有一个良好的开端往往事半功倍。

原则四，利用支持性沟通。支持性沟通包括描述式、问题导向式、自发式、同理式、平等式、协定式。应尽力在沟通中减少防卫性沟通行为，例如评价式、控制式、中立式、谋略式、优越感和专断式沟通。可以使用强化沟通的技巧，如专注、提问、比喻、幽默、积极倾听等。

良好的沟通行为与不良的沟通行为的比较如表1-2。

表1-2　良好的沟通行为与不良的沟通行为的比较

良好的沟通行为	不良的沟通行为
专心，有目光交流，有面部表情 有诚意，重视 说话清楚，声音适中 开放，坦诚地让别人了解自己 尊重别人的意见，对事不对人 流露个人感受 坐姿大方，保持适当的身体距离 多聆听	不用心，回避目光，缺乏面部表情 无诚意，漠视 说话速度太快，声音太小或太大 封闭，隐瞒，不让别人了解自己 强词夺理，不顾别人的感受 喜怒不形于色 坐姿不雅，形成不适当的身体距离 不让别人多说

五、团体动力理论

团体动力理论的研究成果对团体心理辅导的发展具有重要影响。

团体动力理论由德国心理学家勒温（Lewin，1946）于20世纪30年代提出，基于勒温对小团体中一系列团体行为的研究。勒温将团体看成一个动力整体，致力于研究团体的有效性和促进团体成员发展的影响因素。概括来说，团体动力理论旨在探索团体发展的规律。它研究团体的形成与发展、团体内部人际关系及对其他团体的反应、团体与个体的关系、团体的内在动力、团体间的冲突、领导作用、团体行为等。

团体动力理论的基础是勒温的场论，他借用物理学中场的概念来解释心理活动。场论把人的心理和行为视为一种场的现象，视为人与环境的函数。环境是指心理环境，它是一个整体，其中各个部分紧密互依。以意志和需要为例，意志和需要是时时变动的，因此带动整个心理环境发生错综复杂的变化，人的心理和行为也随之变化。场论把心理事件的原因归结为当前场的结构，既不追溯过去也不推诿未来，只关注心理横断面的分析，研究个人与心理场之间的相互作用，既反对过分强调环境影响，也反对过分强调内部作用。

勒温非常重视在环境中研究人的行为。勒温等（Lewin et al.，

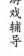

团体沙盘游戏辅导

1939）通过实验研究不同团体气氛对成员行为的影响，在实验研究中设置了专制型和民主型两种团体气氛，研究两种团体气氛下团体成员的行为表现。研究对象是从大学附属小学五六年级的志愿者中选出的10～11岁的孩子，共30人，组成2个面具制作团体，由大学生分别扮演民主的领导和专制的领导，进行轮组实验（2周后轮换）。实验结果表明，成员在专制型团体中有显著的攻击性言行，服从领导，以自我为中心，遇到挫折时成员彼此推卸责任或进行人身攻击，当领导不在场时成员工作动机大大降低；在实行民主型团体中，成员彼此友好相处，以工作为中心，彼此接触较多，注重"我们"而非以自我为中心，遇到挫折时成员团结一致试图解决问题，领导不在场时仍能继续工作，成员对团体活动的满意度高于专制型团体。

团体凝聚力是团体对其成员的吸引力和团体成员之间的吸引力，以及团体成员的满意程度。团体凝聚力是团体巩固与稳定的社会心理特征，对团体的存在、活动、效率有重要的作用。具有凝聚力的团体中，成员之间彼此认同，互相满足心理需要，有亲密感和相互依赖感，成员在其中心情愉快、情感上有共鸣、精神振奋、知情意合一。凝聚力较高的团体有助于成员团结一致，彼此合作实现团体目标，提高团体工作效率。

克瑞奇等（Krech et al.，1962）认为凝聚力强的团体具有如下七个特征（樊富珉，2005）：

第一，团体的团结并非由于外部压力，而是来自团体内部；

第二，团体成员没有分裂为互相敌对的小团体的倾向；

第三，团体本身具有适应外部变化的能力，有处理内部冲突的能力；

第四，团体成员彼此有强烈的认同感，成员对团体有强烈的归属感；

第五，每个团体成员都明确团体的目标；

第六，成员对团体目标及带领者持肯定、支持的态度；

第七，成员承认团体存在的价值，并有维护团体继续存在的意向。

影响团体凝聚力的因素既有内部因素也有外部因素。内部因素包括团体大小、成员的同质性程度、团体目标、团体内部人际沟通状况、成员对团体的依赖程度、带领者与成员的关系、团体活动的性质和方式、团体气氛等。过大的团体不利于凝聚力的形成，成员异质性程度较高则难以形成彼此认同。外部因素主要是外部竞争或威胁，在外部压力之下，团体凝聚力将大大提升。

第二章　团体沙盘游戏辅导的界定

第一节　团体沙盘游戏辅导的内涵

一、团体沙盘游戏的发展

团体沙盘游戏最早的形式也许可以追溯到原始人类在沙子上的游戏，在地上画的图腾。这些具有象征意义的集体仪式对他们而言是具有治疗和保护效用的。在沙盘游戏技术发展的前期，沙盘游戏也不仅仅用于个人。威尔斯的地板游戏就是他和两个儿子一起参与的家庭游戏，他们营造出一种宽松自由的家庭氛围，激发了彼此的创造力，同时也使孩子的心理健康成长。在洛温菲尔德的治疗室里孩子们也会玩到一块儿，沙盘游戏就是孩子们自发的创造。

沙盘游戏作为一种临床疗法，开始的时候主要应用于个体治疗。20世纪80年代之后，美国心理治疗师迪·多美尼科开始拓展沙盘游戏的应用范围，逐步拓展到成年团体，用于夫妻关系、家庭关系及团队建设。她认为团体成员可以共同完成沙盘的创作，成员可以由具有同一特征或面临相同问题的个体组成。团体沙盘游戏由团体成员共同进行，运用双手，借助水、沙子和沙具，在沙盘上创造出三维的作品。由于她的努力，团体沙盘游戏得到传播。

20世纪90年代，华南师范大学申荷永、高岚教授将沙盘游戏引入中国。1997年，高岚教授带领团队率先将团体沙盘游戏应用于学校的心理教育工作。2007年，心灵花园公益项目启动，东方心理分析研究院、华南师范大学、华人心理分析联合会、华人沙盘游戏治疗学会又将团体沙盘游戏运用到全国各地的福利院，期望能协助孤儿的心灵成长。随后在2008年汶川地震、2010年玉树地震等重大创伤性事件中，团体沙盘游戏被很好地运用于灾后的心理援助工作（如图2-1）。

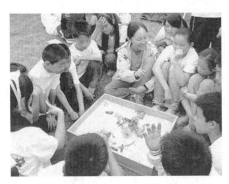

图2-1　编者在灾区心灵花园工作现场

二、团体沙盘游戏辅导的定义

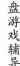

团体沙盘游戏进入中国后，呈现阶段性推进和深化的态势，随着多场景应用的不断深化，团体沙盘游戏逐步表现出以下两种倾向：

第一种倾向是意识化。这一倾向强调团体的意识性心理活动，作为一种团体辅导建设与心理教育工具，团体沙盘游戏的目的不在于治疗，不涉及个人创伤的层面。

第二种倾向是强调与无意识对话。这一倾向更强调感受、体验、"情结"，充分利用非言语交流和象征性意义在无意识层面进行工作。需要注意的是，如果没有经过长时的专业训练并定期接受督导，带领者在团体沙盘游戏过程中需要做到不解释、不分析，不要轻易地深入创伤与个人的部分。

本书所定义的"团体沙盘游戏辅导"属于第一种倾向，简称"团沙辅导"。

团沙辅导是指在带领者的陪同下，两个及以上的参与者（成员）

在团体的情境下进行的一种心理辅导形式。它是通过团体内的人际交互作用及团体沙盘游戏过程中呈现出的画面，促使个体在团体活动中观察、学习、体验，认识自我、探索自我、调整改善与他人的关系，学习新的态度与行为方式，以促进个体与团体的良好协作与支持性的发展过程。

团沙辅导需要注意以下几点：

第一，团沙辅导是"成长性"团体辅导。它是一种心理辅导形式，并非心理治疗方式，所面向的对象是四五岁及以上无严重人格障碍、无干扰性大的心理疾患的普罗大众。

第二，团沙辅导是通过团体内的人际交互作用及团体沙盘游戏过程中呈现出的画面来发挥作用的，在游戏过程中，水、沙子及沙具是实现团体心理教育的工具与媒介。

第三，团沙辅导的重点在于游戏过程中，个体在团体活动中观察、学习、体验，认识自我、探索自我、调整改善与他人的关系，学习新的态度与行为方式。

第四，在团沙辅导的过程中不进行无意识层面的讨论和理解。带领者和参与者均不能通过团体沙盘挖掘和深入探讨与个人成长的困境与创伤相关的话题，也不可以评判个人的现实处境。如果在团体沙盘游戏中遇到了某些需要更加深入探讨的话题，带领者须建议参与者去接受个别化的分析。

三、沙盘游戏、团体心理辅导和团体沙盘游戏辅导

沙盘游戏与团体心理辅导的结合是一个充满创造性的时刻，也是一个具有挑战性的过程，团体沙盘游戏辅导既具有沙盘游戏的特点，同时也是一个典型的团体心理辅导过程，它具有团体心理辅导的一般属性和特征。

（一）沙盘游戏与团体沙盘游戏辅导

沙盘游戏与团体沙盘游戏辅导之间在发展上一脉相承，有相似的

特征和表现方式，但也存在重要的差异。

　　沙盘游戏和团体沙盘游戏辅导都具有沙盘游戏的特征和表现方式。第一，媒介相同，二者都是通过水、沙子、沙具，通过在沙盘中建构意象画面来进行工作。第二，均使用象征性地表达方式，以物言事寓情，将所要表达的情绪、情感、关系、态度象征性地表达出来。第三，均关注工作过程中关系的建构，关系是工作的核心，沙盘游戏强调建立自由与受保护的空间，在团体沙盘游戏辅导中，帮助建立关系、维护关系的发展、当关系被破坏时及时干预是工作的核心。第四，均有游戏的元素，游戏元素的加入有利于缓和意识的紧张状态，放松面具，激活创造力。

　　二者的差异主要体现为：第一，工作的目标不同。沙盘游戏以"营造沙盘游戏者心灵深处意识和无意识之间的持续对话……激发治愈过程和人格（及心灵与自性的）发展"为工作目标；而团体沙盘游戏辅导则以促进成员的社会适应、和谐人际关系为工作目标。第二，工作的深度不同。沙盘游戏是深度心理学中的非表达性治疗方法之一，其工作目标是促进个体的深度心理整合；而团体沙盘游戏辅导的工作则维持在意识水平，在于促进个体的社会功能，较少进入深度心理层次。第三，工作的内容不同。沙盘游戏能够对个体的现实问题、情结、阴影、创伤进行工作；而团体沙盘游戏辅导则主要针对个体的人际关系、促进自我认识和自我接纳来进行工作，较少触及情结、阴影和创伤。第四，工作的效率不同。沙盘游戏通过一对一的咨访关系，有时要达到个人深度心理整合的目标，常需工作一年甚至数年；而团体沙盘游戏辅导通过团体成员彼此的支持和认同，常常能在数次工作中迅速扩展成员的自我认识、提升个体的社会功能（高岚，申荷永，2011）。

　　（二）团体心理辅导与团体沙盘游戏辅导

　　团体心理辅导自出现以来不断整合新的思想和疗法，形成新的团体心理辅导方式，使得团体心理辅导形式多样、异彩纷呈。团体沙盘游戏辅导是沙盘游戏方法在团体心理辅导领域的应用，既扩展了沙盘

团体沙盘游戏辅导

游戏的应用领域，也是团体心理辅导与表达性艺术疗法结合的良好实践。

团体沙盘游戏辅导是对团体心理辅导的良好继承，继承了团体心理辅导在团体氛围中集中团体的力量共同为成员提供帮助的特点，继承了团体在提供榜样、模范和实验、尝试新行为方面提供的机会和空间。

团体沙盘游戏辅导是对团体心理辅导的发展，团体心理辅导尽管在发展中引入了游戏的方法，但依然非常依赖语言的表达，对于语言表达发展不足、自我觉察能力较低的成员来说，通过语言分享、反馈获得成长存在一些困难。在团体沙盘游戏辅导的活动程序中对语言的依赖程度较低，在活动中通过导入沙盘游戏、邀请成员身体的参与、表达团体沙盘制作过程、以物言事寓情，能够有效帮助语言发展不足的成员从团体中获益。

团体沙盘游戏辅导扩展了团体心理辅导的应用范围。团体心理辅导在学龄儿童和青少年中的应用较为广泛，但对于年龄更小的学龄前儿童来说，团体心理辅导较少应用；团体沙盘游戏辅导成功将团体心理辅导扩展到学龄前儿童，有助于更好地帮助学龄前儿童发展社会性，也使团体心理辅导适用于更广泛的年龄段和群体。

第二节　团体沙盘游戏辅导的特点

一、身体的参与

身体在心理咨询与治疗过程中的作用历来被心理分析家重视，理解身体在心理咨询与治疗过程中的作用需要首先理解身与心之间复杂的交互关系。

第一，身体是心理的基础。从生理基础来说，心理是人脑的机能，人脑的神经活动是心理产生的物质基础，心理无法脱离人脑而独自产生。[①] 从心理结构来说，经典精神分析创始人弗洛伊德（Freud，1964）将人格结构区分为自我、本我和超我，并认为自我可以压制和调节本我与超我中的本能愿望，具有认知和调控功能，自我的出现离不开身体的基础作用。从心理发展来说，心理发展与儿童的身体发育密切相关，弗洛伊德（Freud，1905）以力比多投注为基础建构的心理发展理论将儿童的心理发展分为口欲期、肛欲期、性器期、潜伏期、青春期五个阶段，这五个阶段的发展依次与儿童相应身体器官神经生理的成熟密切相关。

第二，身体是一种心理象征。深度心理学渐渐开始注意到身体不仅是作为实体的身体，也是作为心理象征的身体。身体是心理发展过程中原型或功能的象征。精神分析理论发现身体的症状表现是心理冲突的表征，著名的安娜·欧案例正是由于因心理压抑而表现出手臂麻痹、行动困难与咳嗽等躯体症状。除了象征心理之外，身体表征还摆脱本能的控制并以象征的形式重新回到心智之中，成为自我的重要构成部分，克莱因（Klein）指出身体以其具体的功能成为心理的象征，作为象征的身体为潜意识幻想提供帮助，例如，吸收可以通过嘴巴或呼吸器官表征，胃肠成为心理上具有转化与释放的部分（Iaacs，1952）。

第三，身心紧密交织。温尼科特（Winnicott，1964）反对将身体和心理看成同一种东西，而强调身心的交织。心理伴随着身体与世界、他人的互动过程而逐渐呈现。心理在主体间通过身体而流动。婴儿通过母亲的原初贯注渐渐形成自体，并逐渐认识到客体，没有婴儿就没有母亲。比昂（Bion，1963）勾勒出精神分析理论中心理通过身体在主体间交流的初步面貌，在具体的分析中，建立在主体间真实情感联结之上的"会心时刻"就是一种身体的抱持和回应，需要分析师放弃情感的警戒，加入更多的个人印记，使"真实的关系"涌现出来（张巍，石荣，郭本禹，2019）。

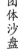

① 张磊，王礼军，郭本禹，2020. 精神分析视域下的身心观. 心理科学，43（06）：1522-1528.

在大部分心理咨询和心理治疗中，非语言沟通、身体语言都参与到咨访关系中，但语言沟通和文本叙事仍然是主导形式，身体的参与处在次要的位置，未得到足够的重视。无论是个体沙盘游戏辅导还是团体沙盘游戏辅导，都同时重视身心两个层面，重视身体的表达和手在"说"什么。沙盘游戏涉及了多个身体系统，包括身体的运动、触觉、视觉、抓握和移动（沙具）等。在参与者开始触摸沙子、选择沙具时，就已激活了情绪和记忆，他们通过手及身体的动作来表述感受、想法、体验与思考。当参与者将双手放在沙盘上，或轻轻抚摸沙子，或用力将沙子堆起，或选取不同材质和形状的沙具，和其他参与者一起按照不同顺序摆放沙具时……这都已经是在"说话"，身心同时在感受，身心同时在表达，身心的生命能量获得提炼，心灵的治愈效果由此发端。

在团体沙盘游戏中，当经由沙盘启动身体时，参与者会更容易进入"真实的关系"。在一次团体沙盘游戏过程中，一位参与者看到其他成员挖开了沙子，在分享的时候说"看到别人挖开沙子我感觉有点担心，挖开沙子会把别人的沙具弄倒的"。但在接下来的一轮中，这位参与者试着去清理河道中的沙子，担心沙子都流到河道里去。在清理的时候她站了起来，从清理变成了将河道扩大、延长，原来比较短的河道变得蜿蜒流畅。挖完河道之后，她分享说："我刚才几轮一直觉得需要小心谨慎地守着，心里提着，有点堵，挖开之后终于觉得心里不堵了。"在随后的一轮中，她又做了一个动作，她拿起水杯开始向河道中注水，她慢慢注水，看着水流入河道，又很快被沙子吸收，然后她把水杯里的水全部一下子倒进河道中，似乎松了一口气。分享的时候，她说："我总是小心翼翼，害怕会妨碍谁，提着一口气小心做事，我倒完水终于放下了这口提着的气，我终于放下了我的担心和害怕。"在随后的几次沙盘游戏中，她变得更有活力了，从先前小心配合他人转变为更注重自己的表达，从一团和气注重表达自己的亲社会利他行为转变为能够表达拒绝和不妥协。

在团体沙盘游戏中注重身体的参与、注重身体与心理的交织，促进真实心理的表达与呈现，往往事半功倍。

二、象征性的表达

荣格（2014）认为："一种东西，如果我们不能或者不能完全按常规对它做出解释，同时又仍然确信或者直觉地领悟到它具有某种重要的甚至神秘的（未知的）意义，它就被视为一种象征。"在沙盘游戏过程中，参与者所制作的沙画、所使用的沙具常常超越沙画和沙具本身的现实意义，是参与者内心的一个象征性表达。在沙盘游戏过程中，带领者通过对参与者制作的沙画以及所使用的沙具的象征性理解，可以更深入地理解参与者，同时带领者还要促进参与者对自己所呈现的内容进行象征性理解。

实际上，许多精神与心理症状本身就具有象征性的意义，有经验的临床医生对此都会有所体察。比如，面临不堪忍受的生活僵局的时候，病人可能会出现吞咽阻碍症状，吃任何东西都显得困难，这些症状也在用象征性的方式表达他已经不能再接受或承受任何东西了。同样，面对重大的心理压力时，可能产生气喘的症状，这表达出他已经不能正常喘气了。产生腿部关节炎的症状，则说明他已经不堪重负了。若是病人出现吃东西就要呕吐的症状，有可能是说他不能消化那些令他不愉快的感情或心理内容了。所以，病人的症状正是在运用这种象征性的方式来陈述背后病因的存在（高岚，申荷永，2011）。

在沙盘游戏中，任何一件沙具都能表现出某种象征性意义。比如，动物往往可以表示本能、直觉、冲动和阴影等意义。不同的动物有不同的象征意义，如狮子象征勇猛和攻击性，绵羊象征温顺和无辜等。不同的颜色能够使人产生不同的联想，具有不同的象征意义，如红色关联着血液、兴奋、冲动，蓝色则关联着天空、海洋、平静、深远等。

在团沙辅导活动过程中，不同的参与者会选择不同的沙具去搭建他想象中的世界，不同参与者对同一件沙具、同一个场景可能会有不一样的象征性解读，团体内的个人的特征以及个人之间的异同通过象征性在多个层面可视化地呈现出来。这是在现实生活中难以实现的。

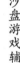

在一次团沙辅导过程中，第一个摆放沙具的参与者认为，作为第一个摆放的人，应该选择一个大家都会喜欢的物件，于是在沙盘中间放置了一个游乐场，她说游乐场代表着欢乐，让她想起小时候，觉得大家应该都会喜欢。而第二位参与者毫不犹豫地摆放了带有骷髅头的坟墓，大家对她的摆放感到很疑惑，认为这和整体的氛围不协调。她解释道，自己第一次在个人沙盘中也放置了这个沙具，她觉得这个沙具能给她带来刺激感、新奇感，她从小很怕黑，但又很喜欢看鬼片，认为这类影片能够给人带来刺激感。可以看出，第一位参与者通过放在中间位置的游乐场沙具，呈现出对团体感受的关心，并向他人发出友好的信号；第二位参与者摆放沙具则是从个人体验出发，其他参与者觉得与整体不协调，她则阐述了自己的想法——骷髅头于她而言代表着刺激、新奇。

在另外一次团沙辅导过程中，两位参与者对一个沙具的移动争执不下，那是一个红色的火圈，火圈的旁边还放着一只小鸟。参与者A认为应该将火圈移到水池边，因为从他的角度看，火圈距离小鸟很近，可能会灼伤小鸟，火圈对他来说意味着危险。而参与者B则认为不需要移动，因为从他的位置看火圈和小鸟的距离刚刚好，可以给小鸟带来温暖，并阻挡外面的动物来保护小鸟，火圈对他来说意味着温暖与安全。

个体在团沙辅导过程中通过象征性的方式认识到自己与他人的区别，为在团体中寻求合适的解决方案埋下伏笔。这是团沙辅导相较于其他团体辅导方式的优势。

三、游戏的方式

人们为什么对游戏如此着迷？游戏是一种极为古老、朴素和普遍的活动。就游戏对人类的意义而言，史前洞穴中留下的许多壁画都可以看作人类童年游戏的写照。游戏锻炼着人类的能力，游戏孕育着人类智能的发展，游戏中也包含人类的智慧。如今激动人心的奥林匹克运动会充满着对心智、体魄乃至完美精神的追求与向往，便是源自古老的游戏。

迦达默尔（Gadamer，1989）是关于游戏的现象学和阐释学理论的主要提出者，在《真理与方法》一书中，他表达了这样一些有关理论的基本观点：

游戏的本体意义。游戏独立于游戏者的意识之外，具有吸引游戏者的内在魅力，具有本体的普遍的存在状态，属于人类的存在方式。

游戏的自我更新作用。游戏是一个往返重复、自我更新的过程。游戏以及游戏者都能在此过程中更新自身。

游戏的自成目的性。游戏是从自身出发而进行的，没有目的和意图，具有轻松的特性。

在此基础上，迦达默尔用积极的态度来阐释"游戏精神"，赋予其自成目的、积极开放、自我生成和自我更新等特点。

游戏精神也是胡伊青加在《人：游戏者》中所提倡的思想。游戏中包含着平等的基本原则和公平竞争的价值观，平等与公平也是游戏或游戏精神所蕴含的意义。"自 18 世纪以来，文化中的游戏因素就处于衰退之中，而在当时却达到了极致。今天的文明已不再做游戏，甚至在文明仍然显得是在游戏的地方，它也是虚假的游戏……甄别游戏与非游戏的界线变得越来越困难。"（胡伊青加，1998）胡伊青加在对文化中的游戏因素做了系统考察之后得出结论：真正的文明离开某种游戏因素根本不可能存在，欺骗或破坏游戏就是摧毁文明本身。"为了成为一种坚实的文化创生力量，此种游戏因素必须是纯粹的。"（胡伊青加，1998）在他看来，真正的游戏与宣传不相关，它的目的就是它本身。因此，"要真正地游戏，一个人必须像儿童那样玩耍"（胡伊青加，1998）。由此，我们可以看到游戏的能力在人与社会的发展中的重要价值与意义。

明代李贽（1527—1602）有《童心说》传世："夫童心者，绝假纯真，最初一念之本心也。若失却童心，便失却真心；失却真心，便失却真人。人而非真，全不复有初矣……"这在追求"童心"的同时，也包含了警示与医治偏离童心的深刻道理。而游戏，是与童年有着密切关联的内容。

一位近代的哲人说，真正的中国人，就是有着赤子之心和成年人的智慧，过着心灵生活的一种人。这是与李贽的《童心说》，与心理分析和沙盘游戏所强调的整合性和自性化一致的思想，其中也包含了对游戏精神，包括游戏之治疗作用的弘扬。

许多寻求心理帮助的病人总是表现出过分的严肃和拘谨；若是面对要唱歌、绘画或跳舞等局面，他们总是会说"我不会玩"。温尼科特十分肯定地说，这也就是问题的根本所在。一旦你让来访者懂得了游戏，"会玩"了，那么他的病或病症也就获得了治疗和治愈。

沙盘游戏的特点，从最初的起源开始便已经包含游戏的基本意义以及游戏的精神，游戏的治疗作用以及游戏治疗的基本思想，都能够在沙盘游戏中得到整合和体现。而沙盘游戏本身也促进了游戏治疗的发展。

当威尔斯与他的两个孩子自然自发地在地板上搭建游戏内容的时候，所表现的是沙盘游戏雏形中的自然和自发性，以及游戏者对这种游戏的兴奋和投入。威尔斯所发现的这样一种游戏，对游戏的想象力和创造力，对游戏者的生活态度和思维模式等，都有着积极的帮助。同时，当威尔斯在《地板游戏》中说出"形成与顺利发展，或者是痛苦与忍受现状"（shape up or suffer）的时候，也就包含了这样一种简明而深刻的思想：若你需要心理上的帮助，需要克服心理障碍，那么就来做沙盘游戏吧，你在游戏中可以克服你的障碍，你在游戏中可以获得心理的成长。

作为沙盘游戏前身的"世界技术"同样包含着自然和自发，以及愉悦和投入的特点。但是，洛温菲尔德通过其沙盘游戏实践，也有力地发展了游戏治疗的意义和作用。正如她在《童年游戏》中所表达的思想：游戏对儿童的健康成长与和谐发展至关重要。她也在儿童沙盘游戏中发现，这样的一种游戏过程，对儿童的适应能力、情感体验与情感表达乃至心智发展都有着极其重要的作用。正如我们在前面所总结的，把游戏本身作为心理治疗与治愈的因素与源泉，这是洛温菲尔德在儿童沙盘游戏中的洞见。

团沙辅导作为沙盘游戏疗法的发展，同样表现出了游戏的自然和自发性。在团沙辅导过程中，参与者借助水、沙子和沙具来进行表达，不会困于自我能力的差异而无法自由自在地参与活动。一些团体辅导是以画画为主的，但是有的参与者几乎只会画很简单的房子、树木；一些以言语为主的团体辅导，是需要通过言语去表达内心的想法和感受的，但有的参与者会说"我不能很好地用言语表达我的想法和体验"；一些表达性工作是需要躯体语言，需要用动作和舞蹈来表达的，但有的参与者是不能在团体面前自在地表达的。与其他团体辅导手段相比，团沙辅导参与者不会困于自我能力的差异，能自在地参与活动，更有利于保持团沙辅导参与者的自信与热情。并且沙具类别众多，类型涉及广泛，包括各种动物、人物、文化、自然景观与人文景观以及宗教和自然物质等，所以沙具组合呈现出来的可能性极其丰富多样。每一个团体每一次呈现的沙画与成员的感受都不相同，对团体来讲，这些不是重复的，一个不重复的团体去运作的时候往往会带来新鲜感，可以吸引参与者持续投入，并保证参与者关注团体的所有互动，这是团体沙盘游戏令人愉悦和保持投入的特点。

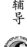

四、实效性的过程

团体沙盘游戏的操作过程和规则相对于个体沙盘游戏更具有实效性，是对现实社会生活状况的象征性的真实模拟（徐洁，张日昇，2007）。在制作过程中，每位团体参与者对沙盘的创建都有自己独特的见解和构想，但受制于一个沙盘场面，参与者需要根据实际状况思考和调整自己的沙盘表现，通过参与者间的冲突磨合和共感理解，团体形成一种默契和整合，个体在这种沙盘环境中被忽视、否定、压抑的情绪能够得到自由表达，自性的自我治愈力便得到激活，从而引导个体的心灵走向整体性（张日昇，2005）。在团体沙盘游戏治疗过程中，每位参与者都需要照顾和统合其他参与者的想法和目标，同时又需要表达自己的意识及行为，可以说在团体形成的过程中，每位参与者也得到了他人的理解并实现了自我成长。

团沙辅导过程中的活动规则、主题以及完全自由进行的不同活动设置，拟合了人在现实生活中所面临的可能的关系方式。再加上不同的游戏主题，团沙辅导过程中呈现的画面、关系更是纷繁复杂，拟合了我们在生活中所见证的大千世界。

在一次团沙辅导过程中，参与者 A 在沙具架旁犹豫了很久，团体中有些参与者对此显得很不耐烦，最终他挑选了两块草坪放在沙盘中间。在分享中，A 谈到他原本想做成一个天然牧场，但因为是第一个放沙具的人，并不明白其他队员的想法，他有些紧张，害怕起错头。参与者 B 说在本次团沙辅导开始前，自己就想塑造出江南园林的情景，但是看到其他参与者一开始就放了草坪，不得不放弃自己的想法，感觉有些无奈。参与者 C 经过反复观察后，拿了一棵和右上角相同的开花的树，她觉得这样看起来才对称，她也认为自己在某些方面有追求完美的倾向。在这个团体中，每个人的角色是有所不同的，A仍然是一个顾及他人感受的团沙辅导参与者，B 呈现出了协助配合的倾向，C 仍然是以个人体验为中心。不同的角色和倾向，拟合了团体成员的现实生活，正如现实生活中，会有顾及他人意愿的角色，也会遇到作为协助者的角色，还会碰到始终以自我体验为中心的角色。在互动过程中，这些角色会呈现出合作、矛盾、独立等多种状态，拟合现实生活存在的状况。

团沙辅导除了给这些合作、矛盾、独立等状态提供呈现的空间，还呈现了解决问题的可能性。

例如，有一次在一个事业单位的团沙辅导活动中，有两位参与者对一丛花的位置进行了讨论。参与者 A 想把花移动到河中间，因为河中间有一座雕像，孤零零的，放一丛花在旁边陪它刚刚好。而参与者 B 则不赞同她，因为把只能在陆地生长的花放在水中是不符合常理的，并且花丛有点大，可能会阻塞河道，不利于通行。两人争执不下，最终结合团体其他人的意见，根据少数服从多数的原则，那一丛花没有被移动。而等到了下一轮，参与者 C 在雕像旁边放了荷花，一切好似豁然开朗。在这一场团沙辅导活动中，A 呈现出心理类型中的情感型的特点，她倾向于根据自己的主观感情做出评判和决定（比如她觉得雕像孤独，要有花陪着）；而 B 呈现出心理类型中的思维型的特点，他倾向于根据客观逻辑做出评判和决定（比如他觉得只能在陆地生长的花不能放在水中）。通过这个过程，我们可以看到不同心理类型的人的特点在团沙辅导过程中的不同呈现。而C的行为则让大家看到了一个不同的处理方式。团沙辅导将不同类型的人的特点呈现于沙盘当中，让彼此更加直观地了解各自看世界和处理、思考事情的方式不同，促进彼此相互理解：并非谁对谁有意见，而是有可能彼此的特点不一样。同时，也促进参与者对自己与他人特点的接纳，并协助不同类型的参与者调整人际关系，如当看到不一样的处理方式（如C所做的那样），思维型的参与者在觉察自身的基础上，也会尝试在生活中去关注他人的情感，而情感型的参与者在觉察自身的基础上，在生活中会去尝试关注客观事物，实现自我成长。团沙辅导的实效性可见一斑。

第三节　团体沙盘游戏辅导的作用

团体沙盘游戏辅导之所以能够被广泛运用，除了其独特的优势之外，还因为其具有心理健康教育的作用，能促进团沙辅导参与者认识自我和他人的特点，觉察自我与他人的差异，探索解决问题的方式，实现个人成长。概括来说，团体沙盘游戏辅导对参与者的作用主要体现在四个方面：第一，促进参与者了解自己，接纳自己；第二，促进参与者倾听他人，理解他人；第三，协助参与者发展能力，改善关系；第四，协助参与者享受游戏，安心表达。

一、了解自己，接纳自己

团体沙盘游戏辅导是在"安全和受保护的空间"中进行的，这种"安全和受保护"最直观地体现在带领者对团沙辅导参与者的接纳和包容上，以及通过设置营造出的支持性氛围中。与"充满评价和比较"的现实社会环境相比，团沙辅导参与者在接纳与包容的支持性氛围中可以更安全地表达自己对沙具、沙画，对他人、团体的感受、想法，通过象征将日常生活中的真实状态呈现于沙盘当中，在团体的协助下看清问题的症结所在，重新审视自己、探索自己。

这一点也可以用"乔哈里窗"来帮助理解。乔哈里窗这一概念由美国心理学家乔瑟夫和哈里（Luft & Ingham, 1955）在 20 世纪 50 年代提出，用于解释自我和他人相互了解的现象。乔哈里窗有四个象限，如图 2-2 所示。

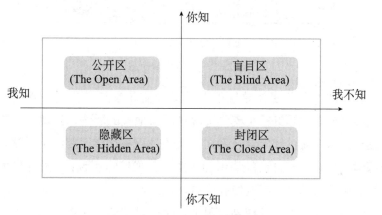

图 2-2　乔哈里窗的四个象限

第一象限：盲目区，属于自己没有觉察但别人却了解的信息。比如别人对你的处事方式的反馈。

第二象限：公开区，属于自己和别人都知道的公开信息。

第三象限：隐藏区，属于自己知道但别人却不知道的信息。比如个人隐私、愿望、喜好等。

第四象限：封闭区，属于自己和别人都未发现的信息。这部分就像尚未挖掘的黑洞一般，对其他三个区域具有潜在的影响。

乔哈里窗作为一个整体，不会发生改变，但内部区域会发生变动（如图 2-3）。随着个体间交往的加深，公开区会越来越大；相应地，自我暴露会使得隐藏区缩小；他人反馈会使得盲目区缩小，促进自我了解；自己和他人的共同探索和交流能够进一步拓展公开区的面积，使得封闭区变小。

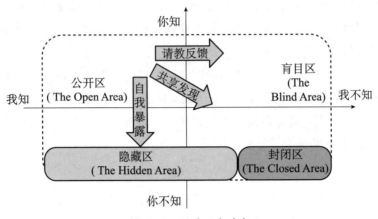

图 2 - 3　乔哈里窗动态

在团体沙盘游戏辅导过程中，团沙辅导参与者会围绕着同一沙具、沙画或者主题进行交流，了解自己与他人的看法，彼此之间的了解逐步加深。团沙辅导参与者在交流的过程中也会互相给予反馈，共同探索，增进了对自己的认识和了解。正如荣格所说："每件促使我们注意到他人的事，都能使我们更好地理解自己。"

比如，在一次团沙辅导过程中，团沙辅导参与者 A 在营造的埃及沙漠场景中，摆放了一个跪地且双手合十的小婴孩，倒挂在猫雕像的高台上，她说调皮的小精灵在上面嬉戏。可是这画面正对着团沙辅导参与者 B，B 说她感到十分不安，她渴望移动小婴孩沙具，担心他摔下来；而处在侧面位置的团沙辅导参与者 C 却觉得小精灵很调皮可爱。不管他人如何解释，B 还是觉得那小婴孩沙具仿佛就是她自己，想在拥有特权时改变此沙具的位置，一定要将其移动到安全的地方，可惜她并没有特权。在下一轮沙具摆放时，C 在小婴孩沙具下方放了一朵白莲，说起到保护之效；最后，B 在白莲上放了一只蜻蜓，她在分享时说，仿佛自己化身为蜻蜓，可以飞出受困的世界，一切豁然开朗。

结束后，B 谈到当她不能移动小婴孩沙具的时候，她的内心很不安，这种不安让她想起来小时候不被重视的自己，在工作中不断碰壁的自己，在生活中不能如愿的自己……这让她感到沮丧和绝望，一度

团体沙盘游戏辅导

不想进行下去。当看到 C 放了一朵白莲时，她感觉到自己是被理解、接纳的。因此，最后当她再看向整个沙盘、看着小婴孩时，她觉得自己应该学着接纳"倒立"的自己，与这样的自己共处。

团沙辅导始终都在自由而受保护的空间中进行，带领者的态度会潜移默化地影响着团沙辅导参与者的态度，团沙辅导参与者互相分享时也会模仿带领者的态度。不批判、不评价，欣赏、接纳彼此的作品，真诚而开放地给予对方回馈与支持，这样的互动使得整个团体在一个安全和受保护的空间中进行，参与者能够感受到作为团体一分子那种被接纳、被支持的感觉，在这种温馨的团体环境下会感到安心、踏实和温暖。参与者之间形成的亲密关系使他们互相关心和彼此爱护，并体会到与人交往的快乐，从而增强了在现实生活中与他人建立良好人际关系、应对心理压力的勇气和信心。在团体的接纳、共情下，接纳自己，接纳自己是个不完美的人，认识到自己的平凡，认识到没有人是完美的，团体中的每一位都是一样的。

二、倾听他人，理解他人

每个人都有自己的经验，每个人的观点不尽相同，所以在日常生活中常会有矛盾与碰撞。而在团沙辅导的过程中，个人经验与观点的碰撞会通过对沙具的选择，沙具的互动，对沙具、沙画的感受等来呈现。

比如，在一次团沙辅导中，处于不同年龄层次的两位参与者对同一件小鸟沙具放置在滑板车上有不同的表达。已当母亲的 A 生怕小鸟从滑板车上摔下；而年少的 B 却觉得像午后的惬意时光，翘课的小鸟自由自在地玩耍。我们可以看到，不同的画面呈现源自不同年龄的人的内心。经过了一系列的讨论，最后 A 没有把栅栏放在小鸟的面前，因为她知道了 B 把小鸟放置在滑板车上的原意，察觉到小女孩向往自由的内心世界，她说仿佛自己也一瞬间变得年轻，没有家庭的束缚，一切柳暗花明；而 B 也在小鸟旁边放了一个小男孩，说小鸟独自玩确实危险，放置一个玩伴保护他（如图 2-4）。

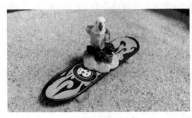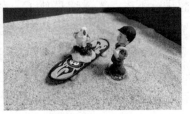

图 2 - 4 "小鸟""滑板车""小男孩"

团沙辅导为参与者提供了多元的视角和沟通方式，他们平时的交往方式在沙盘世界中反映出来。随着团沙辅导的进行，参与者在这个过程中逐渐学着换位思考，理解他人，尊重他人。

不论团沙辅导参与者是进行信息交流、问题解决、价值观探索还是共同情感的发现，同一团体中的每一个人都可以表达自己的观点，团体中的每一位参与者都有机会去觉察他人、倾听他人，根据成员对同一幅沙画、对一件沙具的不同反应，来感受、觉察"自己没有意识到的、他人与自己的不同"。并且，在每次团沙辅导的最后都会进行一次位置轮换，帮助参与者从他人的视角去认识整个沙盘的画面，促进参与者对他人的理解。

三、发展能力，改善关系

在团沙辅导过程中，参与者可以发展自己的人际交往能力。

每个人在团体中都无法避免人际矛盾和冲突，参与者往往会习惯性地运用自动化的、熟悉的、自以为有效的方式去应对和解决，一旦这种所谓的"惯常反应模式"没有达到预期效果，他们就会手足无措。在团沙辅导中，参与者可在制作和反思过程中了解原有的惯常反应模式，学习他人的问题解决策略、人际沟通技巧、应对方式等，尝试在沙盘游戏的世界中以建设性的反应模式替换原有的反应模式，这种在团沙辅导中表现出来的状态慢慢地也会渗透到现实生活中。如果参与者将在团沙辅导中学到的人际交往经验迁移到现实生活中，就能促使其人际互动发生改善。

就像上面提到的例子一样，把小鸟沙具放置在滑板车的 B 在最后分享时说，其实这很像她在日常生活中和父母相处的状态，她觉得父母总是给她诸多限制，她希望自由自在，没有束缚，但是在团沙辅导中，她听到了 A 说滑板车很危险，她再看那件沙具，突然从另外一个角度理解了父母的担忧。但是她没有选择把小鸟从滑板车上拿下来，而是放了一个玩伴从旁协助，她说："这是我能做的调整，既能保全自己，也能理解其他人的担忧。过去我总是用对抗的方式，现在想想不是所有的事情都非黑即白。"而 A 说："在这个沙盘中，我看到了我和儿子，有时候爱真的就成了束缚，阻挡了他的成长之路。有时候不如放手，就像现在这样，他能找到同行的伙伴。"

四、享受游戏，安心表达

游戏是一种极为古老、朴素而又普遍的活动，游戏锻炼着个体的能力，蕴含着人类智慧的发展。精神分析观点认为，游戏替代了生活中未能实现的期待。沙盘游戏正是运用这一点，让人回想起孩童时期的快乐与纯真。沙盘游戏很多时候就像一些玩具的组合，不需要参与者有特殊的才艺，也不需要像进行个体咨询时那样用语言精确地表达出个体的内在困惑。它只需要参与者自由地、自然地摆放沙具就可以，沙盘作品也没有好坏之分，摆完之后不会有人进行评价。因此对于参与者而言，拿在手里的沙具很多时候也仅仅是玩具，他们不会去评价沙具的好坏，在沙盘中进行创作的过程就是游戏的过程。

当个体遇到难以应对的困难，产生焦虑、抑郁或其他难以言说的情绪时，团沙辅导参与者可以通过沙盘表达出自己当下的情绪。这种用意象进行交流的方法为参与者提供了一道安全屏障，帮助参与者在这个安全的环境中表达自己。这样的过程可以帮助参与者有效地减少防御，自然地表达自己的内心冲突，将自己应对困难时的心理状态呈现出来。这种呈现，可以帮助团沙辅导参与者看到自己情绪的发生发展过程，当被他人关心和接受时，他们会从中受到鼓舞，从而也会增强对未来的信心。

第三章　团体沙盘游戏辅导基本设置

第一节　团体沙盘游戏辅导带领者的核心素质

想要成为一名合格的团沙辅导带领者，除了掌握基本的理论知识、进行实操训练外，还需要具备五种核心的素质。

一、足够好的"容器"

首先，什么是"容器"？"容"就是包容、接纳，"器"就是器皿，合起来就是能容纳的器皿。《尚书·周书·君陈》中说"有容，德乃大"，后来，明代袁可立在为自己写的自勉联中说"受益惟谦，有容乃大"。在团沙辅导中，带领者要有接纳的态度和包容的能力，让自己在工作过程中成为心理意义上的容器。带领者要为参与者提供一个"自由与受保护的空间"，在沙盘中允许参与者表达，不用言语、行为强制干涉参与者沙盘的创作，也不让他人打扰沙盘游戏的进行，要为参与者提供自由表达的心理容器。

其次，怎么才能"容"？一个器皿要容纳东西，内在就要有一定的空间。带领者要包容、接纳参与者，内在也要有一定的空间，不能对参与者有任何预设的评判和成见。《吕氏春秋·有始览·去尤》中有这样一个《疑邻盗斧》的小故事：从前有个人，丢了一把斧子。他怀疑是邻居家的儿子偷去了，于是处处注意那人的一言一行、一举一动，越看越觉得那人像是盗斧的贼。后来他自己找到了斧子，原来是前几天他上山砍柴时，一时疏忽失落在山谷里。找到斧子后，他又碰见了邻居的儿子，再留心看他，就怎么也不像贼了。

这说明我们一旦主观上有了成见或刻板印象，再去看周围的人或事物时就会失去客观的判断。比如，我们到一所学校去为一群所谓的问题学生做团沙辅导，心里就不能先有这样的想法：这个学生不遵守纪律，那个学生顶撞老师……先有了判断，我们就会像故事中的那个人一样，带着成见去看待参与者，从而为自己先入为主的判断不断寻找证据。因此，团沙辅导带领者需要时刻警醒自己内心是否存在偏见和成见，面对参与者时把自己的内在想法放空，才能接纳参与者在团沙辅导过程中表现出来的种种状态。

再次，要"容"什么？带领者要包容、接纳每位参与者在沙盘游戏中的表达，包括言语上的、情绪上的，以及发生在沙盘室内的状况，并且接纳每位参与者的优缺点、独特之处。不因为自己的喜好而对不同的参与者有所区别，认真倾听参与者的话语，仔细观察参与者的动作，细致地体会参与者的情绪，并根据团体互动的情况及时进行引导和调节。当参与者之间出现矛盾时，带领者该怎么包容呢？比如在一次团沙辅导中，参与者 A 放了一条绿色的蛇在参与者 B 在上一轮中挖出来的河道中，蛇头正对着参与者 C 的方向。于是，B 和 C 对这条绿色的小蛇感觉很不好，强烈要求 A 将它换到离 A 自己比较近的角落，那里暂时没有其他的沙具。但 A 认为那是一条水蛇，就应该在水里，那个位置是让他感觉最舒服的，另外两位参与者因为感觉蛇离自己较远，也觉得移不移都无所谓。经过一轮讨论后，每个人都表达了自己的看法，没有达成一致意见。这时，带领者就需要接纳每个人的想法，既不要认为 A 不顾他人的感受、过于自我，也不要认为 B 和 C 过于较真，更不应认为另两位参与者对他人的感受漠不关心，而是需要理解每位参与者只是对同一沙具位置的感受不同，而这些感受在本质上没有什么不同。带着这样接纳的态度，引导每位参与者更充分地表达自己的感受，同时倾听他人的表达，在倾听之后及时反馈，在多方交叉的讨论与反馈中，不一定要接受他人的选择，但可以理解他人的感觉，从而在讨论后接纳多数人的意见。

最后，足够好是多好？"足够好"是一个很有趣的词，显然不是不好，但也不是完美，而是刚刚好，适度好就可以了。带领者以及带领者所参与的整个团体氛围作为心理容器，不能太差、太小或者有太大的缺陷，那样在现实中就很难真正跟别人建立关系。心理容器太差，就会总是想过度维护自己，担心自己受损、自己不舒服，在团沙辅导中就无法接纳不同参与者的不同言语、行为和情绪。但也不能太好、太大或者太过完美，那样在现实中自我会消失，任何人都可以控制自己，任何人都会要求自己做这做那，在团沙辅导中会让人感觉没关系、没边界，参与者怎么样都可以。任何一个人、一个团体，可接纳的范围总是有限度的，因此，足够好的意思是带领者以及团体氛围作为心理容器刚刚好，该坚持的要坚持，而且确定无疑地执行，应该给参与者自由的时候就要给予足够的自由。在工作过程中，带领者不必苛求细节处处完美，给自己设立太高的要求，不是好到满足每个人的需求，这是做不到的。比如在团沙辅导中，一个人想要对某个沙具做出改变，但在讨论当中没有获得大家的同意。作为带领者，不是要去同时满足所有人的需求，因为你无法在满足这个人的需求的同时也满足其他人的不同需求，这根本是无法实现的。带领者可以说："××想做这样的一个改变，我知道大家刚才讨论的时候好像不太认同。那么我们可以用一分钟的时间再看一下，关注一下现在沙盘中呈现的场景。"这样说的目的不是要促进某种改变的产生，而是让参与者在关注场景的同时，感受自己的舒服或者不舒服。在团体当中将舒服、不舒服，或其他不同状态同时呈现出来，引导个体尝试体验他人的感受，尊重他人与自己的不同。一个尊重规则的、足够好的容器，不是急于去做出一个改变或一个决定，而是接纳每一个人的独特之处或每一个人在团体中的状态。在足够好的心理容器中，每一个人都不会被抛弃，也不会觉得对谁更好、对谁更差，它营造出的是一种相互尊重、相互涵容的关系，在此基础上才能去拓展一个自由与受保护的空间。

二、尊重的态度

带领者要做足够好的容器，首先就要有尊重的态度，包括尊重人，也包括尊重规则。尊重人，就要求带领者尊重每一位参与者，不因参与者的年龄、性别、职业、教育、性格特征和经历等的不同而区别对待。对参与者在沙盘游戏过程中的表达都持尊重的态度，高质量、无条件地关注与陪伴，对参与者的每个表达采取"不点评"的态度。沙盘游戏是一个非言语的工作过程，除了用几句开放式的话进行引导外，带领者更多的是要倾听参与者的诉说，出现"你可以（把沙具）放这里""你们拿的这个沙具真像……""我希望有人在这里放一个沙具"等话语是不合适的。即便是在讨论和分享环节，带领者也不应带有"评价"的态度，如"你们这样做我很满意""我觉得你这样是不对的"等话语。

尊重规则就是在团体沙盘游戏辅导工作中按规则进行操作、引导和分析。规则就如同容器的外壁，是容器内与外的界限，所有的活动都只有在一定的界限内才能有序地发生，否则就会漫无边际、混乱不堪。比如在带领团体前进的过程中，第一轮，参与者放了沙具，然后进行分享；第二轮再去拿沙具，再分享；然后再继续……在其中一轮中，有人说："啊，不行，我第一轮放的东西现在不要了，我要把它拿出去。"这是一个重要的团体设置，根据规则是不允许放进沙盘的沙具再拿出来的。为什么呢？首先，生命中永远有这样一个法则：过去了就是过去了，好或者不好，它其实就在那儿了。时间序列是人在现实生命中的一个巨大难题，我们无法让时间停留，更加无法"倒带"。比照现实，团沙辅导规则也是如此，不能改变前面轮次放置的沙具或塑造的沙形，因为那是发生过的事情，是过去。其次，规则是我们在开始工作之前就商定的，大家都同意这些规则，那就需要在后面的工作过程中遵守，不能依个人一时的喜好任意更改。在团沙辅导中建立规则并遵循规则，是我们在团体中开展活动的前提，在此前提下，我们才能接纳参与者不同的表达、情绪和性格特征等。比如，我们规定每一轮次原则上每人只能拿一个沙具，有人就会说"不行，我要拿两个，因为我觉得这两个是不能分开的"，这就是触碰规则。如果没有统一的规则，我们很难在情绪上、言语上较好地保持一个团体，也无法保证每个人和每个团体在这一个框架内找到各自合适的位置与方式。

我们发现，对规则的漠视是今天很多孩子在成长中的一个大麻烦，他们经常会被批评不守纪律或做事混乱。比如，一个小学生写作业，老师要求完成一页速算，再把昨天作业中的错误进行订正。然后，妈妈检查时发现该订正的没有订正，今天的速算也只是每道大题跳着写了几个小题。然后妈妈就批评孩子写作业不认真，没有按老师的要求做，而孩子说"我已经会了，就不想写了"。妈妈和孩子互相争执，都觉得对方好烦，没法讲道理。这个孩子的规则意识不清晰，不懂得尊重规则，喜欢随心所欲。我们可以想象，他在学校里必然是不被团体所接纳的。孩子如此，成人如此，社会中生活和工作如此。同样，团沙辅导也如此，要在遵守规则的前提下开展，没有规则就无法形成容器，更谈不上容器是足够好还是不够好。

另外，我们还需要注意一点，在强调规则的同时，既要关注每个个体，也要注意保持涵容团体。因为有时候团体中的一些参与者会表现得比较弱，他很少讲话或明确表达自己的需求，总是附和别人的想法。这时，一旦这个参与者提出一个想要改变的想法，带领者有时就会因为他比较弱而希望给予他更多的支持。当带领者这样做的时候，如果不是团体一致的要求，就意味着会把团体的规则打破。因为觉得某一位参与者比较弱就想支持他一下，感觉没错，可是却把团体扔在了一边，这也是不可以的。

在团沙辅导过程中，带领者如何做到保持尊重的态度呢？我们认为要从五个方面入手：

（1）高质量的陪伴与关注。高质量就是无条件的积极关注与陪伴，这与马斯洛在人本主义心理学中一直提倡的观点是一致的。无条件的积极关注与陪伴，作为带领者个人素养的一部分，其实达成难度是非常大的。比如，一位参与者在团沙辅导过程中触碰到了令他伤感

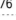

的点，开始哭泣。带领者默默地递过纸巾，或告知一种方法来控制情绪，这些都不是高质量的关注与陪伴，在参与者不想被打扰的情况下，这些行为都会让人感到攻击性。我们这里所讲的关注和陪伴，是一种此时无声胜有声的状态，叫作"你在那儿，这里是稳定的"，"你在那儿"就是一个重要的平稳的象征。比如，当一位参与者在一所房子的旁边放了一棵大树，说小时候在乡下一家人住的地方就是这样的，一座平房，旁边有一棵大树。如果你仅仅觉得，她拿了一所房子和一棵大树，房子是住人的，大树在院子里用于遮阴，这是她小时候的经历，那你就完全局限于意识化的部分了。带领者需要去感觉这所房子和这棵树，看看在当下的状态和情感中，房子和树在表达什么，它们的含义是什么，让自己与当下房子和树的状态待在一起，这才是真正的无条件的积极关注与陪伴。因此高质量的陪伴与关注，要关注每一个时刻所连接的生命在当下的好。陪伴与关注不是体现在名称上，而是体现在整个经历上，这个经历可能是过去的，可能是当下的，也可能是指向参与者的未来的。

（2）对参与者的观点和表达不进行价值点评。在团沙辅导工作过程中，我们鼓励每位参与者自由、充分地表达自己的观点和意见，同时，无论这些观点和意见如何，带领者都不需要加以点评。例如，一位参与者在沙盘中放了一只蜘蛛，旁边是另一位参与者放的几只蝴蝶。两人的意见发生了冲突，放蜘蛛的认为蜘蛛能织网，网上还能放很多东西；放蝴蝶的认为蜘蛛很可怕，有攻击性、有毒，会伤害周围的蝴蝶之类的生物。蜘蛛和蝴蝶，两者没有优劣之分、好坏之类，都有作为生命存在的价值。团体目标不是达成一致，而是增加成员之间的信任和理解，因此带领者不需要也不能对不同观点和意见进行价值取向性的点评。

（3）主动倾听参与者的描述。在团沙辅导中，带领者有责任维持规则、把控节奏，但主角依然是参与者，他们的表达和描述要被倾听，而且是被主动倾听。一个小故事可以解释什么是主动倾听：一位女士在工作中遇到了一些烦恼，她回家之后跟丈夫诉说，丈夫很快弄清楚了事情的来龙去脉，于是打断妻子的诉说并给出了建议。妻子感觉很不满，丈夫以为妻子对自己的建议不满意，于是提出了第二个方案，结果妻子更为不满。后来，妻子向闺蜜诉说，闺蜜很认真地听她讲话，边听边点头附和，还不时和她一起叹气，当妻子终于倾诉完，感到很畅快。我们在生活中的很多烦恼和问题需要向人诉说，但诉说的目的不一定是为了寻求解决方案，很多时候仅仅是为了诉说以发泄情绪，这就需要那个听的人像案例中那位女士的闺蜜一样，学会主动倾听，边听边回应诉说者的情绪，不随意打断、评判。

有时，参与者出于对带领者的尊敬会问："老师，您看我们的沙盘怎么样?"这时，带领者可以说："我们一起来看一看，我们一起来好奇一下，这里是什么，这里有一个……还有一个……"然后，让参与者描述或表达他们的联想、看法、感受等。带领者不是不可以分享，而是要尽量少分享，要把空间开放给参与者，尽量让参与者表达，因为团沙辅导的目的不是让参与者接受带领者的观点，带领者也不是老师，不能为每个人提供标准答案。在团沙辅导过程中，带领者与参与者之间不是上下级的关系，而是一种平行的关系，团沙辅导也不是一个教授与学习的过程，因此要让参与者更多地表达。

（4）讨论和分享时不予评价。每一轮次之后和所有轮次结束后，参与者都会对所塑造的沙盘进行讨论和分享。这时，带领者要起平衡和推动的作用，有人表达太多不给其他人留时间时，就要适当控制；有人总是沉默不语时，需要适当推动。但必须注意的是，带领者的话语不能带有评判性。比如："你拿的沙具很像……""如果有人能在这里放一个……就好了""我觉得这样放有些不对，你们可以再讨论讨论""我觉得这个画面很令人愉快"等，这些语言都是带有一定的评判性的。一旦带领者说出类似的话语，参与者就很容易朝着带领者期待的方向去做，而不是自由地遵从自己的想法。这是对参与者的不尊重，因为他们来参加团沙辅导不是为了带领者，而是为了更好地了解自己，更好地在团体中跟别人相处。因此，工作过程中，带领者要尽可能用描述性的、中性的、不评价的方式来引导和推动讨论。

（5）不随意离开、移动位置和做与团沙辅导无关的事情。在团沙辅导的整个过程中，带领者的一言一行都会受到参与者的关注，并进而影响活动的效果。活动开始，参与者围绕沙盘选好位置坐下后，带领者也要在旁边选好的位置坐下，在整个过程中，每一次都要回到这个位置上，不可以随意改变。在讨论和分享时，就待在自己的位置上，不能随意走动。如果觉得架子上有个沙具很吸引人，就走过去拿起来看看，参与者在讨论，就站起来活动一下，手机上有信息进来，就先回个信息，等等，这些与团沙辅导无关的动作或行为都会干扰活动氛围，参与者也会有样学样，破坏规则，那整个活动也就失去了意义。为了尊重参与者，保持团体的张力，带领者需要尊重并严格执行这一基本的伦理设置。

三、共情的能力

共情是指体验别人内心世界的能力，是由人本主义心理学创始人罗杰斯提出的一个心理学概念，也有人称之为同理心、同感、投情、神入等。"所谓同感共情就是咨询师穿上患者的鞋子，来观察体验患者的体验。"在团沙辅导活动中，带领者去感受参与者的感觉，感受团体当下的状态，这时所呈现出来的感觉就是共情。

共情并不是一种高深的、不可企及的能力，相反，它是社会中人们建立关系的一个基本法则。我们与人交往，朋友开怀大笑，我们也会感到愉悦，朋友哭泣伤心，我们也会感到悲伤难过，这就是共情。我们常说的"设身处地""己所不欲勿施于人""将心比心""感同身受"等都是共情的结果。共情的基础是换位思考，但绝不是以自己的感受来代替对方的感受，而是能够真实地感受对方的感受，与对方共同拥有或分享某种情感和感受。比如，有人向你倾诉失去恋人的伤心，你告诉他"我当年也失恋过，我出去跟朋友吃了几顿饭，过几天就好了"。这不是共情，这是在用自己曾经的感受代替他人现在的感受，没有意识到你的感受只是你自己的，无法替代他人的感受，哪怕你们都经历过类似的事情。你需要的是把自己放到他当下所处的情境中，感受他在失恋时的感觉并加以回应。

那如何共情，如何给予他人回应呢？首先，要知道真正的共情不是任何技巧性的刻意表达，也不属于任何语言技能，而是一种专业的素养和真诚的态度。参与者讲述了一件令人伤心的事情，带领者只是简单地说："我知道你真的是太不容易了！"这不是共情，只是在陈述状态。当带领者从内心体验到参与者的艰难和悲伤，这才是共情。其次，共情也不是解决问题、提供建议。比如，有人说"我头疼"，另一个人马上说"那你要吃点药"，甚至说哪种药比较有效。这不是共情，是在协助处理别人的状态。共情需要另一个人能够真实地体会到、感受到对方的感受，与对方的感受在一起，与对方在感受上连接起来。当一个人说头疼的时候能去感受他的头疼，甚至自己也觉得头疼，这才是共情。再次，当参与者有情绪反应时，带领者可以用诸如"听了你刚才的描述，我能感受到你的悲伤和痛苦，这让你很难过吧"，而不是用诸如"不用难过""这有什么好难过的"来转移参与者的这种感受，阻挡其成长的脚步。共情并不需要讲自己的观点，而是要回应参与者语言表达背后的情绪。比如在一次团沙辅导中，一位参与者带着一点赌气的情绪说："他们摆他们的，我就在我这个角落了，省得麻烦。"带领者可以感受到参与者赌气的情绪，然后给予回应："他们摆他们的沙具，你摆你的沙具，摆在角落里，省得彼此之间有矛盾，我不知道这是不是表示你不想面对矛盾，对这样的情景你会有一些怎样的感受？试试关注一下自己此刻的感受？"我们需要注意的是，不要否定参与者的情绪，先感受，再认同，最后表达，这样会让参与者感受到被理解。最后，观察参与者的肢体动作。共情要理解并共享他人的情绪，而觉察他人情绪的一个有效的技巧就是观察明显的肢体动作，并以此为媒介表达对参与者的关注。比如，一位参与者拿起一件小海豚沙具，嘴角扬起并用手轻轻抚摸，然后轻轻地放进沙盘中拨开沙子显现的蓝色区域，还细心地将周围的沙子清理干净。但分享时他只是说："我没什么想说的，就觉得这只海豚挺可爱的。"带领者可以回应说："哦，这只海豚很可爱。我刚才看到你拿它的时候是微笑着的，还轻轻抚摸它，放进沙盘里时还仔细地把周围的沙子清理干净。这只海豚对你来说好像很特别……"这样对参与者身体动作的描述与分享，让参与者更容易感受到被关注、关心和理解。

四、协助和支持的能力

在团沙辅导活动中，提供协助与支持也是带领者的一种重要能力。带领者需要在团体中发挥沙盘画面和沙盘中意象的力量去协助和支持每一位参与者。在沙盘中出现的任何一个意象，一座房子、一块石头或是一只小鸟，都会让参与者产生很多联想，从而引起参与者的情绪或增加参与者的领悟。比如，参与者非常仔细地挖出了一条弯曲的小河，说这让他想到小时候家旁边的一条小河，水很浅，是周边孩子们的童年乐园。后来随着建设发展，小河几经变迁，曾经干涸，被污染变成臭水沟，现在重新治理，开挖河沟，修建围栏，小河比以前更宽、更深了，孩子们却不能自由地玩耍了。童年的小河在现实中是永远都不存在了，但在记忆中却一直都在，而且会让有共同记忆的人能在一起回忆和感叹。当沙盘中出现一条小河时，就把参与者过去记忆中不常出现的一个状态或一种情绪，重新带回意识化的层面。这虽然是过去，是过去了的事情或状态，但当它象征性地表达在沙盘中时，这些过去，无论是快乐还是创伤，就又鲜活地重现了。因此，团体沙盘游戏会唤起参与者的领悟，并将它们从原本隐藏的状态带入可观察和可感知的层面。这时，作为带领者，面对参与者的这些想法时，应能够协助和支持参与者表达这种感觉，并引导他们思考，可以说："当你看见这个沙具（画面），你觉得……吗？""嗯，这个沙具摆在你前面让你很难受，你想对它说什么？"等。

在团体沙盘游戏中，并不是每个参与者只能分享自己摆放的沙具或塑造的沙形所引起的感受，每一位参与者在沙盘中所呈现的沙具或沙形都是团体的一部分，所有人都可以分享。这就需要带领者的协助和支持，帮助参与者更好地去感受和体验。比如，在沙盘中的草地上摆了一只造型很可爱的小猫，当参与者都感受这只小猫时，很多情绪、体验就出来了。一个人会说："我小时候就养过猫，特别喜欢跟它玩儿，喜欢摸它的毛，很顺很软。但很可惜，后来猫老了，死了。也许我可以再养一只猫，因为我的孩子也喜欢猫，一直说要一只小猫陪他玩。"另一个人说："我也养猫，我养了一只懒懒的猫咪，我喜欢抱着它窝在沙发上追剧，感觉特别安静、幸福。"还有人会说："啊，这只猫给我的感觉很可爱，也带一点慵懒和神秘。在我的印象里，猫都是很独立的，不会跟人太亲近，还会用爪子挠人。"也有人会说："我不喜欢猫，我们小区里有好多野猫，很脏。有一次我看到一只猫的身上都烂了，掉了好大一块皮。"一件沙具，当参与者去感受时，很多生活的、记忆的东西就会涌现出来，这些感受精彩纷呈，极具画面感，而不只是认知层面上知道那是一只猫而已。如果带领者能够很好地协助和支持团体，参与者关于同一件沙具的感受就能呈现出各种各样的体验和感觉，感受层面的多样性就呈现出来了。一件猫的沙具，能让人想起小时候养猫的美好回忆，想起跟小猫玩耍的情景，过去的很多东西就被唤醒了，甚至产生了要给孩子买一只小猫的想法。其他人的联想与之不同，但都同样生动而丰富。当多样性形成时，团体或个体的理解、感受、体验就会变得越来越丰富，越来越饱满。这时，参与者在团体中的感受就会变得更自由舒适，因为每个个体的感受都极具画面感和故事性，在感受的层面上可以有更多的分享、接纳。带领者的协助和支持就是帮助参与者从认知层面向下走一点，进入个人故事的叙述中，走慢一点，让每个人都能通过沙盘走进一个意象，让它的象征性的、个人的意义在团体中涌现出来，唤醒参与者的个体情绪感受，从而让团体成员在意识层面觉察到的东西越来越多。

五、自我成长的能力

想要成为好的带领者，必须要有自我成长的意识和能力，这需要从三个层面入手。

其一，在意识层面上，带领者要不断学习相关理论和技术，看相关的书籍，听专家的讲座，进行系统的课程学习。掌握一定的理论和技术是开展团体沙盘活动的前提，通过理论知识的学习，能快速了解这一领域的基本状况，学会适用于这一领域的思考方式、做事方法和思维逻辑。这种学习是用我们的思维能力、理解能力在意识层面上丰

团体沙盘游戏辅导

富知识，是实现自我成长的基础。

其二，在情感层面上，带领者要自己多做沙盘游戏增加体验。理论学习只能让带领者在认知、思维和语言层面上知道这是什么，应该怎么做，但团沙辅导会触及人与人之间的关系和参与者的感受，这就不是仅仅依靠理论学习能解决的了。因为人的情感和体验是极具个体特性的，没有好坏之分。比如，我们经常说情绪有积极情绪和消极情绪之分，愤怒是消极情绪，但这并不是说愤怒就是不好的。就像矛盾与冲突是社会生活的必然，与之相应的情绪反应——愤怒——则是生命本身的能量，它不是多余的或有害的东西。当一个人感受到了愤怒，却找不到合适的方法去表达时，这种力量会在压抑之后剧烈爆发，如决堤的洪水，伤人伤己。如果一个孩子从小就很乖、很听话，不会或不敢表达自己的愤怒，成长之后就会面临巨大的社会关系困境。带领者体验过自己在团体中的情绪表达，才会在工作中推己及人，理解参与者的喜怒哀乐。比如在团沙辅导中，同样是思维型参与者，外倾思维型的参与者就常常会赋予沙盘画面一个整体的故事：这里是居住的地方，这里是工作的地方，那里是娱乐休闲的地方，可以从家里出发，走路到工作的地方，下班之后和朋友开车到那里休闲娱乐，然后回到家里。同时，他们会积极主动地发表看法、表达意见。而内倾思维型的参与者通常不会主动表达自己的看法，按顺序轮到自己时才会表达，而且表达的内容多集中在自己摆放的沙具上，只有当别的沙具或沙形侵扰到自己时才会有所表达。一位带领者如果是内倾思维型，通过体验，他就能理解内倾思维型的参与者在团体活动中分享时的感受，那种不愿意主动表达的状态，也能了解一个外倾思维型的参与者在团体活动中的状态和表达方式。通过体验，带领者能了解不同类型的参与者在团体沙盘游戏中的差异性表现，感受自己和他人皱眉、双手抱臂、扭动身体等细微动作所表达的情绪体验等，从而在带领活动时能调动自己的视觉、听觉等各种感官。只有体验过了，才能感同身受，学会观察他人，才能在团体中支持不同类型的参与者。因此，个人体验是带领者从参与者的角度体验沙盘的过程，这将有助于提高带领者理解参与者的能力，有效调节和强化带领者的观察力以及运用各种感官的能力，同时也培养带领者的创造力和想象力，使带领者更能觉察自己隐藏的无意识内容，尽量避免将自己的情结、阴影投射到来访者身上。

其三，在实践层面上，接受一定的专业督导。首先，团沙辅导涉及个体的意识化的态度、倾向、情绪和感受，每位参与者的能力和能量都不同，有人表达能力强，有人动手能力强，有人策划能力强，有人情绪体验更强烈，有人更容易退缩。在人数较少的团体中这种个体之间的不平衡性尤为明显，引发的矛盾和冲突也会更突出。其次，团沙辅导中的每位参与者都不是单独与带领者发生联系，而是还会同时与其他参与者发生联系和互动，因此带领者所需要关注和面对的人际关系也比一对一的咨询更为复杂多变。最后，团沙辅导活动除了涉及个体外，也涉及团体整体目标和价值的建立和实现，带领者需要平衡个体参与者与团体之间的关系。带领者个人的体验不足以了解所有可能的情况，理论和技巧的学习也不足以囊括所有现实发生的可能性，接受专业督导就成为带领者解决自己在工作和体验过程中遇到的问题、反思自己工作和体验的过程并不断成长的必由之路。督导应当是长期持续的，只要你作为带领者开展团沙辅导工作，就要在工作期间持续接受督导，频率一般是带领团体活动3～5次接受一次督导。

第二节　团体沙盘游戏辅导参与者的筛选

在实际的操作过程中，作为带领者要知道，并不是所有的人都适合参加团体沙盘游戏辅导。

关于团体参与者的选择标准，威廉 E. 派珀（William E. Piper）和玛丽·麦卡勒姆（Mary McCallum）列举了以下条目：（1）至少具备最低水平的人际交往技能；（2）具有参与治疗/辅导的动机；（3）对从治疗中获益有积极的期待；（4）当前有心理上不舒适的感觉；（5）有人际交往问题；（6）承诺改变人际行为；（7）易受到团体影响（中等程度的迎合与依赖特质）；（8）愿意帮助他人（伯纳德，麦肯齐，2016）。

也就是说团沙辅导参与者要有能力和意愿检视自己的人际行为，即参与者有基本的社交能力与觉察能力，并且能够在团沙辅导过程中暴露自我，与其他参与者互动之后能够接受和给予其他参与者反馈，并在沙盘和现实生活中改变自己的行为。所以在招募参与者时，带领者应对报名者进行筛选，判断参与者是否适合参与团沙辅导。

除了以上提及的能力和特质之外，带领者需要特别注意，经过专业诊断的精神障碍人群及部分发育障碍人群是不适合参与团沙辅导的。

带领者可以在入组之前进行信息的收集，如果报名者存在表3-1所示的障碍，则该报名者不适合进行团沙辅导。部分参与者可能在入组前的信息收集中没有呈现出该部分内容，则带领者需要在工作过程中观察每个参与者的特征，如果有参与者出现严重的团体内对抗、冲突，且不可调和，就需要观察并转介参与者到专业机构进行诊断，并终止其继续参加团沙辅导。例如，有些参与者在团体中呈现出过强的冲突与隐藏，出现严重性的情绪对抗，对团体造成较大的伤害。带领者就需要注意，这些过强的冲突、隐藏以及情绪对抗是否符合《精神障碍诊断与统计手册（第5版）》（DSM-5）所提及的精神障碍症状（American Psychiatric Association，2013）。

表3-1 《精神障碍诊断与统计手册（第5版）》（DSM-5）有关精神障碍的分类

序号	障碍类别
1	神经发育障碍
2	精神分裂症谱系及其他精神病性障碍
3	双相及相关障碍
4	抑郁障碍
5	焦虑障碍
6	强迫及相关障碍
7	创伤及应激相关障碍
8	分离障碍
9	躯体症状及相关障碍
10	喂食及进食障碍

序号	障碍类别
11	排泄障碍
12	睡眠-觉醒障碍
13	性功能失调

一、成年团沙辅导参与者筛选

具体来说，成年团沙辅导参与者筛选可以通过个别会谈、心理测验等方式，了解参与者参与的动机、自我强度、个人成长史等，这样带领者可以预估他在接下来的团沙辅导中可能会出现什么样的行为。

除此之外，还需要注意团体的同质性或异质性。同质性是指团体参与者具有一些共同特征，比如相似或相同的年龄、背景、性别、经历、宗教信仰与文化、受教育程度、职业等。当参与者同质性过强，有共同话题和语言，虽有利于互相认同，但却不利于互补创新；若异质性过强，则有利于创新互补，却不易产生凝聚力。

二、儿童团沙辅导参与者筛选

团体活动的局限之一是带领者无法花费大量的时间和精力去确定和解决团体中某个儿童单独的、个别的需要，因此情绪或行为问题突出的儿童更需要个体辅导，等到个体辅导进行到一定阶段，经过评估再纳入团体辅导中来。

所以，儿童团体沙盘游戏辅导可能不适合一些特殊的儿童。自闭症儿童、多动症儿童均不适合直接加入团沙辅导。此外，具有攻击性、破坏性行为和规则意识弱的儿童同样也不适合加入团沙辅导，因为在集体的情况下，这些儿童需要带领者不断强调规则，这会破坏"自由与受保护的空间"，同时也会影响团体中的其他儿童。

一些有表达性语言障碍或接受性语言障碍的儿童也不适合参与团沙辅导，因为他们可能难以在团体中表达自己。

除此之外，一些饱受精神问题折磨的儿童同样也不适合参与团沙辅导，因为团体所需的社会交流会给这些儿童造成过大的压力。

同对成人一样，带领者也需要对儿童参与者进行选择与分组。同质的孩子之间易于相处，异质的孩子能相互影响与作用。通过考察组成团体的特定因素形成适当的分组，可以避免团体的功能失调，至少能避免一些破坏团体的严重冲突，因此认真地评估某个儿童是否适合纳入某个团体是很有必要的。

在评估过程中需要确定儿童的需要与团体的需要是否匹配，儿童是否能从团体中获得帮助，小组中的儿童能否形成一个平衡协调的团体。考虑的因素包括年龄、性别、文化、背景、分组问题等。经验表明，将具备不同资源、经历和行为的儿童纳入一个团体，也就是异质性分组，是有好处的，适宜的差异性会对团体功能产生积极影响。

在评估过程中，我们可以使用多样的方法，比如儿童行为观察、心理测量评估，还可以对儿童的主要照顾者（一般是儿童家长）进行访谈。

访谈需要收集的信息包括但不限于以下几条：

（1）参与者的问题和期待。

（2）可能的原因、尝试过的解决办法。

（3）对团体沙盘游戏辅导工作的期待、定义。

（4）相关疾病史与功能水平。

（5）家庭背景。

（6）社会关系——重要他人（照顾者、伙伴等）。

（7）早期养育。

（8）亲子互动。

（9）发展史。

带领者通过对家长进行访谈，争取与家长结成帮助儿童成长的平等的联盟。在这一过程中，带领者要向家长和儿童解释团体沙盘游戏辅导是什么，接下来将如何开展工作。让家长和儿童对即将会发生什么有相对明确的知觉，并对接下来的工作产生信任和重视是相当重要的。对家长的解释和对儿童的解释可以分开进行，解释的内容可根据不同年龄儿童的理解能力有所差异。

除此之外，访谈的另一个目标是向家长收集信息，以支持带领者深入地了解参与者呈现的问题与需求，对每个参与者进行合适的分组，为后续工作打下基础。

三、知情同意协议

带领者经过以上筛选确定了参与者后，在团体沙盘游戏开始前，带领者需要和参与者签订协议。协议一般包括以下几点：

（1）介绍工作设置、安排次数、采用什么样的技术等。

（2）带领者的背景资料介绍，尤其是受训背景。

（3）团沙辅导涉及的费用与开支。

（4）参与者在整个过程中可能会遇到的心理风险，讲明如果太难受是可以考虑退出的。

（5）伦理问题，如：什么情况下是要解密的，哪些是可以做的，哪些是不能做的，要解释清楚该做的和不该做的。

（6）是否可以录音、录像（如果有参与者不同意，那么必须放弃）。

（7）在整个过程中的自由退出权。讲明如果感觉不舒服，是可以叫停的，但退出后又想回归团体也是需要一些章程的，需要团体经过商量以及大家都同意，且当事人需要做出详细的澄清和解释之后才可以重新加入，否则对其他人可能会造成伤害。

（8）团体内的保密协议。

如果参与者年龄在 18 岁以下，协议可由其监护人代签，但是在团体沙盘游戏开始之前需要让参与者本人知道上述第（1）（4）（5）（6）条。

第三节　团体沙盘游戏辅导室的设置

工欲善其事，必先利其器。沙盘游戏最鲜明的特色之一表现为别具一格的沙盘游戏室及其相关设置。建立一个标准的沙盘游戏室，也就成为开展沙盘游戏的一个重要环节。

一、沙盘游戏室的建立

沙盘游戏室是进行沙盘游戏治疗、团体沙盘游戏辅导的场所。作为心理工作的一种方式，沙盘游戏室的基本设置也可参考一般的心理分析要求和心理分析工作室的布置。我们把催眠、自由联想和积极想象作为心理分析方法中的方法，因而一个标准的心理分析室最好是既有"弗洛伊德的沙发"（来访者可以躺下做自由联想或接受催眠），也有荣格所重视的"面对面坐着的沙发"。不管是弗洛伊德还是荣格，都在其工作室中布置了一些具有象征性意义的图画和物品，作为工作室的背景。

沙盘游戏室除了需要满足一般心理咨询或心理治疗工作室的设置要求之外，还要根据沙盘游戏的特点，做以下考虑。

沙盘：摆放两个沙盘，其中一个是干沙沙盘，另一个是湿沙沙盘。湿沙沙盘还要准备水罐或盛水器，以备来访者（团沙辅导参与者）之需。

沙具架和沙具：摆放沙具的架子位置要协调，且方便来访者（团沙辅导参与者）挑选和取用。标准的沙盘游戏室一般需要1 600多件沙具，要按照基本的类别适当摆放。这样一般需要3个沙具架。

照相设备：用以在来访者（团沙辅导参与者）走后将其摆放的沙盘画面拍摄下来。这些照片将记录来访者（团沙辅导参与者）在一个时期的沙盘游戏治疗（辅导）中所呈现的一系列沙盘布景，既可用于沙盘游戏督导或分析的根据，同时也可以反映来访者在沙盘游戏过程中的变化和效果。

钟表：一般的心理分析工作室都是需要钟表的，但钟表的摆放需要做某种特别的考虑。不要用很大的挂钟，避免导致来访者（团沙辅导参与者）有时间的紧迫感或压力；最好是使用两个小的钟表，一方面可以让来访者（团沙辅导参与者）看到时间，另一方面则为治疗师

（带领者）提供方便，使其随意间便能看到。在实际的心理辅导过程中，若是来访者（团沙辅导参与者）看到治疗师（带领者）看时间的话，可能对沙盘游戏的效果产生某种不利的影响。

除此之外，在这样的环境和要求下设置沙盘游戏者和沙盘分析者的位置，要注意采光和舒适，以及感受安全性的效果。从来访者（团沙辅导参与者）的角度考虑，应该备有方便拿到的纸巾和需要时可以拿到的"沙发靠垫"。

团体沙盘游戏室则要在基本的（个体）沙盘游戏室的基础上，做空间的扩展，做出符合团体活动的考虑与设计。比如，要有可以让团沙辅导参与者都坐下的椅子和位置，以及让他们参与沙盘游戏时可以一起观看或一起参与的活动空间等。团体沙盘游戏的操作模式不同，如果是多人一个沙盘的模式，则可以根据人数选择采用基本的沙盘游戏室或者在其基础上适当地扩展空间。如果是采取一人一个沙盘并且每一次进行活动时多个沙盘同时进行，那么则需要考虑更宽敞的空间。我们在广州的一些幼儿园筹建的沙盘游戏室，大小一般为50～70平方米，放置5个沙盘、10个沙盘架。

团
体
沙
盘
游
戏
辅
导

二、沙具的种类及摆放

一个标准的沙盘游戏室需要1 600多件能够表达各种生活、心理、原型和象征意义的沙具。沙具是沙盘游戏的重要组成部分，如何收集与建立自己的沙具系统、如何理解其中所包含的象征性意义，以及如何发挥它们在沙盘游戏过程中的作用，具有十分重要的理论和实践意义。

在沙盘游戏室的建立中，沙具的收集与分类是一项非常重要的工作。沙具的收集并不是简单地把一些富有象征意义的玩具模型混合在一起。需要注意，治疗师（带领者）本人所收集与分类摆放的沙具，也反映了治疗师（带领者）本人与这些象征物之间的关系。或者说，沙具的收集与摆放，也表现了治疗师（带领者）的风格甚至是内在人格。来访者（团沙辅导参与者）将会通过这些沙具，受到治疗师（带领者）的风格与人格的影响。

卡尔夫在《沙盘游戏：治愈心灵的途径》中这样描述她自己的沙盘游戏室和她对沙具收集的看法：在沙盘的旁边，便是几个摆放沙具的架子，架子上放着数百个各种材料制成的沙具。其中有人物，不仅有现代的各种类型和职业的人物，而且有上几个世纪的人物形象，黑人、战斗中的印第安人等。还有野生的和家养的动物，不同风格的房屋、树木、灌木丛、花、篱笆、交通信号、汽车、火车、旧马车和船等。总之，涉及现实和想象中的所有东西（Kalff，1980）。

沙具可被分为 40 余类，涉及神话传说、宗教文化、自然物质、风俗行为、颜色形状、数字方位、人物人体、植物和动物、家居建筑、体育运动、交通运输和奇异与其他等方面。按照以上分类线索，选取一些具有代表性的沙具进行简要介绍。

（一）神话传说

神话传说包括世界各文化中的内容，如古希腊传说中的天神宙斯、海神波塞冬、太阳神阿波罗、战神雅典娜等，童话传说中的圣诞老人和白雪公主等，中国神话传说中的伏羲、女娲、钟馗和哪吒等。

（二）宗教文化

世界上一些主要的宗教及其文化，以及与这些宗教和文化相关的象征，如耶稣基督、教堂、十字架、魔鬼、天使、金字塔、和尚、佛祖、观音、菩萨、罗汉、八仙等。

（三）自然物质

自然物质包含了许多用来在沙盘游戏中呈现的内容，诸如火山、岩石、石头、水晶、星星、月亮、山谷、河流、瀑布、深渊等。实际上，每一种自然物质都具备相应的心理属性及其象征意义。如火山的"爆发"，岩石与石头的"坚硬"，河流的"流动"，山谷的"容纳"，等等。

（四）风俗行为

在沙盘游戏中，风俗行为是一种综合性的类别，如护身符、结婚、戒指、坟墓、葬礼市场、礼物、占卜、巫术、洗礼、舞蹈、表演等都可以归入这个类别。于是，在收集有关沙具的时候，可能要做一些自己的搭配和组合，而非单一的模型表现。

（五）颜色形状

不同的颜色能使人产生不同的联想，具有不同的象征意义，如红色与兴奋、蓝色与平静等。不同的形状同样也会引发人们不同的联想，因而也是沙盘游戏的必备模型，如三角形、菱形、球体和圆形等。

（六）数字方位

数字与人类的心理活动息息相关，古代的智者便有精辟的阐述，老子说"道生一，一生二，二生三，三生万物"。《易经》的384爻包含着一种数学模型，尤其是6和9具有特殊意义。方位在沙盘游戏中同样具有重要的意义和作用，东南西北以及上下左右，都被赋予了特别的象征意义。

（七）人物人体

这一类别包含了十分丰富的内容。比如，人物可以细分为普通人、不同时代的人、各种职业的人，以及表现不同动作的人等。要有足够的普通人来代表来访者实际生活中的一些人、一个家庭或一个社区。人体可以是整体的，也可以是部分甚至残缺的。不同的人体部位具有不同的象征意义和作用。

（八）家居建筑

家居模型有床、灯、桌子、板凳、钥匙、扇子、镜子等。各式各样和不同风格的建筑，也能在沙盘游戏中发挥重要的作用，如城堡、

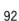

灯塔、烟囱、牌坊、桥梁、墙壁、房屋和庙宇等。

（九）运动交通

许多运动器械和体育活动都是人们所熟悉的，也是日常生活中经常接触的，如篮球和打篮球的场景。交通沙具除了街道和交通标志之外，还可以分陆上交通、水上交通以及航空等，各种不同的汽车以及特种交通工具，轮船甚至独木舟，各种不同的飞机等，都是重要的组成部分。

（十）各种植物

在植物类别中包含着丰富的沙具及其象征，如柳树、松树、梧桐、胡杨和竹子等，以及梅花、兰花、牡丹和玫瑰、莲花、水仙、葫芦、百合、樱桃和仙人掌等，都具有十分重要的象征意义。

（十一）各种动物

在动物类别中，实际上包含了诸多的沙具。比如，飞禽有猫头鹰、啄木鸟、乌鸦、喜鹊、大雁和家燕等；昆虫有蝴蝶、蜻蜓、蚂蚁、蜘蛛、蜜蜂、蟋蟀等；海洋动物有各种鱼、海豹、海豚等。而一般的动物又可以分出史前动物、野生动物和饲养动物等。

在沙盘游戏中，动物往往可以表示本能、直觉、冲动和阴影等意义。不同的动物有不同的象征，比如狮子的勇猛和攻击性、绵羊的温顺和无辜等。

（十二）奇异与其他

每一个沙盘游戏师都会有属于自己的独特收集品，我们将其归入这一类别。比如《山海经》中描述的奇异人物和动物、科幻小说或电影中的角色或道具等。这一类别的沙具尽管比较分散，但也具有独特的象征意义。

在将沙具摆上沙具架的时候，可以根据从地面到天空的顺序摆放。比如，从下到上依次是：长在地上或生活在水里的东西，动物，人物，建筑物，精神类的、宗教类的沙具。也可以根据人们在生活中所接触的东西的位置来摆放沙具。

第四节 团体沙盘游戏辅导的活动规则

一、团体沙盘游戏辅导的操作过程

单次团沙辅导的时长一般为60～90分钟，可根据实际情况调整，主要分为三个阶段：引入阶段—沙盘创作阶段—分享讨论阶段。

引入阶段是参与者建立关系、进入团体氛围的阶段。在这个阶段，带领者可以通过多种方式带领参与者进入团体氛围，比如第一次沙盘游戏时相互之间的自我介绍、感受沙子、冥想、放松等方式。在这一阶段中，带领者需要讲解沙盘创作的规则或主题，确定主方向。

沙盘创作阶段是参与者根据规则、主题（有时候也可能无主题）进行沙盘创作的阶段。在这个过程中，带领者要充当好"容器"的角色，除了适当说引导语及提醒参与者按规则行事外，带领者应保持认真倾听，全身心地陪伴，必要时做记录（即便创作过程中有讨论的环节，带领者也不发表个人见解）。

沙盘创作阶段结束后，进入分享讨论阶段。在这一阶段，带领者要鼓励参与者发表看法，引导他们表达感受，并启发他们思考。

在团体沙盘游戏过程中，带领者可根据需要拍照和记录。

应避免当着参与者的面拆除沙盘，可在参与者走后再拆除沙盘。

无论次数多少、操作形式如何，单次团体沙盘游戏基本遵循这三个阶段开展。

二、团体沙盘游戏辅导的主题设定

团体沙盘游戏辅导的主题是指团体活动的指向性与提示性目标，

表明此次活动所指向的中心。团沙辅导是团体辅导的一种形式，所有适合团体辅导的主题也适合团沙辅导。

在主题的设定上，团沙辅导设定主题与否，均有优劣（见表3-2）。

表3-2 团沙辅导设定主题与不设定主题的优劣

是否设定主题	优	劣
设定主题	目标明确 参与者可快速进入	限制想象与自由表达，参与者对某次预定的主题未必有强烈的表达欲望
不设定主题	参与者可自由表达和创作	参与者可能会犹豫不决，不知道该做什么，不知道该拿哪种沙具，或者想要表达的东西很丰富，但具体到用哪个沙具来表达又很难决定，耽误时间，降低团沙辅导的效果

是否设定团沙辅导主题，需要根据团沙辅导的目的，以及带领者和参与者的具体情况共同决定。例如，某中学有一个12岁的男孩，在班级里交作业时他觉得收作业的同学对自己不够尊重，引发了矛盾。之后，这个男孩将矛盾事件放到网上，班上的几个同学看到之后也参与了网上讨论。此事愈演愈烈，最后变成了同学之间的相互攻击，同学关系变得紧张。基于此事件，当团沙辅导带领者进入这个班级进行团沙辅导时，可以设定情绪类的主题，比如"他人与自己""如何控制愤怒的情绪"等。若无特定的目标，可以不预设主题。

一般而言，团沙辅导的主题可参考以下几个方向进行设定。

（一）与团体目标和团体特性相关的主题

1. 情绪调控

情绪是一种个体内在的心理体验。如果个体能够较好地管理自身的情绪，就能够长时间处于积极的情绪当中，工作的时候效率会提高，学习时也会感到比较轻松。但若一直处在消极的情绪当中无法自拔，难以自抑，则会影响工作和生活。

情绪调控对每个人而言都非常重要。例如有些高考生在上考场之前往往会感到很大的压力，甚至出现食欲不振、睡眠不佳、情绪低落等情况，影响考试状态。又如，随着当今社会的高速发展，很多上班族会遭受来自工作与家庭的压力，长此以往，影响工作质量与身心健康。团沙辅导带领者可以为这样的人群进行设有主题的团沙辅导，如如何超越压力、如何应对压力等。

常见的主题有：

（1）克制的深情。

（2）大考的挑战。

（3）超越压力。

（4）挫折带来的……

2. 人际交往

在现代社会中，每个个体都不可能一直处于单打独斗的状态，大量的工作和学习，都需要与他人进行交往。但并非每一个人天生就善于与他人交往，借助团沙辅导可以提升个体的人际交往能力。

个体可在团沙辅导中了解"我"在人际交往中的状态、他人的状态，学习与他人合作或竞争，学习如何让自己变得更为独立，如何更好地与他人协作，甚至是去了解不同人群的特征，等等。例如，对于中学生来说，他们刚刚有了一些成熟的性别意识，对男生与女生之间的事情比较向往，便可以让他们参加关于性别意识的团沙辅导，主题可以设定为"男生向左，女生向右"，帮助他们更好地理解异性之间的区别和共同点。

常见的主题有：

（1）我与他人。

（2）合作与竞争。

（3）坚持与妥协。

（4）独立与依赖。

（5）男生向左，女生向右。

3. 能力锻炼与提升

在生活和工作中，每个人都希望自己能力突出，但并非每一个人都能做到在任何方面能力都很突出。尤其是身处繁忙的工作中，有些

团体沙盘游戏辅导

人会觉得上班只是做些重复性的工作，下班又不知道能做什么增加生活的意趣，感到生活无聊无趣。对于这样的参与者，带领者可以设定一个主题沙盘，例如"奇思妙想"。在沙盘活动当中，参与者可以自由创作，丰富的沙具为自由创作提供了条件，每一个沙盘室至少都会布置上千个沙具，有各种人物、动物、建筑模型，甚至神话故事中的人、事、物，还有儿童喜爱的动漫人物。如果所有沙具都不合适，参与者甚至可以自己动手创作，例如剪纸、捏陶泥等。所有的创作都可以天马行空。沙盘室中的沙子和水也为创作提供了无限可能。团沙辅导能够帮助每个人重新进入像童年一样天马行空的奇思妙想当中。

当然，团沙辅导不只可以提升想象力，还可以有针对性地提升其他能力。

常见的主题有：

（1）知难而退还是知难而进。

（2）自信与勇气。

（3）奇思妙想。

（4）人生波澜。

（5）做时间的主人。

4. 不同生命阶段

带领者还可以根据每个人在生命的不同阶段来设定主题。例如，对于刚刚进入新学校的学生，可以为其设定主题为"新学校，新生活"的团体沙盘；对于毕业季的学生，可以为其设定主题为"不想说再见"或"我们未来再见"的团体沙盘；对于正在经历生老病死的人，可以为其设定"如何面对亲人的离世"等主题；新生命也是令人欣喜的，对于备孕的女性可以设定"准妈妈训练营"等主题。

常见的主题有：

（1）梦想。

（2）生命本该绚烂。

（3）新学校，新生活。

（4）不想说再见。

（二）与个体自我发展和成长相关的主题

个体在成长过程中需要认识自我、探索自我。团沙辅导通过沙盘呈现出的画面，促使参与者在团沙过程中观察、学习、体验，认识自我、探索自我，调整改善与他人的关系，学习新的态度与行为方式。虽然团沙辅导不进行无意识层面的讨论和理解，但在团沙辅导过程中，随着团沙辅导参与者之间的了解逐步加深，在交流的过程中互相反馈、共同探索，参与者也会不断增加对自己的认识和了解，从而达到认识自我的目的。

这一类主题适用的参与者有自我成长的需求与动力。常见的主题如"他人眼中的我"。在生活当中，我们对自己的感知往往是从"我"的角度来看的，我们未必认识"他人眼中的我"。通过团沙辅导我们就可以看到别人眼中的"我"。团体沙盘就像一面镜子，可以让我们照见、对比"他人眼中的我"和"我想象中的我"是否一致。

还可以设定"我在生活中的角色"这一主题。每个人在生活当中都会扮演不同的角色，比如家庭中的妈妈、女儿，单位里的工作人员等，我们对每个角色的理解有所不同。在团沙辅导中，可以通过与他人的互动来呈现自己对所扮演的角色的理解，与他人呈现的角色进行对比。在互动当中，我们就能更好地辨别"我"扮演的角色是不是和理想状态有所区别。

常见的主题有：

（1）认识自我。

（2）接受自我。

（3）我的人生规划。

（4）他人眼中的我。

（5）我在生活中的角色。

（三）特定的主题

在日常工作中，带领者有时会受特定组织的邀请进行团体沙盘辅导。这时带领者就需要根据相应要求来设定主题。比如，在新员工入职的时候，企业需要让所有的新员工尽快地熟悉彼此的个性、处事风格、做事方式等，那么带领者可以为新员工设定诸如"破冰启航"的主题，通过团沙辅导中的互动、分享和讨论来相互了解。虽然在团沙辅导不会涉及无意识的层面，但是有意识的分享、讨论以及互动，都能够帮助新员工相互了解，学习如何协作。

有的企业不需要开展"破冰启航"这一类团沙辅导活动，而是更希望新员工能快速地了解公司、了解企业文化，能够在了解企业文化的基础上尽快融入工作中，按照企业既定的思维模式或工作规则开展工作。那么可以根据不同企业的企业文化来设定团体沙盘的主题。例如，一些互联网企业希望员工自由发挥、有想象力，那么便可以从企业文化中提炼关键词，作为团沙辅导的特定主题。

还有一些企业在新员工入职时需要解决员工适应性的问题。例如，应届毕业生初入职场，因生活转换比较大，尚不适应职场生活，无法全身心投入工作中；或者一下子投入过多，严重影响了正常生活，不能找到合适的平衡点。这时，可以为其提供"工作、生活平衡"的主题团沙辅导，通过新老员工之间的互动，帮助新员工学习平衡之道。例如和老员工交流，听听他们对生活的理解、对工作的理解，与自己工作和生活的状态进行对比进而学习。这些都是根据企业员工的入职情况可以进行的主题活动。

当然，除了入职的新员工，入职之后甚至工作很多年的员工同样可以参加沙盘活动。例如，以"团队建设"为主题的沙盘活动。在很多公司或大型组织，工作多数会以项目团队或部门团队的形式来开展。在初始建设时期，团队内部需要相互了解和协作，而团队与团队之间也要进行协作。在协作过程中可能出现各种各样的冲突，例如因不熟悉其他团队的运作过程和方式，在协作过程中沟通不畅等，协作效果较差。此时，便可以设计有关团队建设的主题活动。例如，一个团队刚组建完成，项目即将开展，但成员们出现了畏难心理，信心不足。此时可以设定"挑战自我，跨越障碍"的主题活动，再通过团沙辅导来了解不同的人面对困难时如何表达，有什么好的解决模式，如何相互学习与相互鼓励。又如，在合作中成员因意见不一致产生了冲突。此时，可以设计"合作与冲突"一类的主题活动，帮助员工了解在面对冲突时，自己的意见和他人的意见分别是怎样的，有什么不同，是不是一定要按照自己的意见来做，以及如何更好地倾听他人意见，通过互动来找到解决冲突和相互合作的最优方式。

在实际生活中遇到的意见冲突涉及的问题可能较严重。可是当把情境转换到团体沙盘中，冲突表现被弱化了，冲突情境相对轻松。例如，一个成员可能和其他成员交涉说：我喜欢这个沙具，我想让它这样摆；我对你这个沙具不太感兴趣，我不希望它出现在这个位置。这时的表达是以较为轻松的状态进行的，即使意见相左，双方也不会觉得这有多严重，可以通过象征性的场景所呈现的部分来表达，在相对轻松的氛围中倾听对方的想法。"你为什么会对这个沙具感兴趣？""哦，原来这个沙具于你而言有不一样的意义。"当对方的想法被理解后，就更容易同意对方的见解，对方可能说："好，那我们把这个沙具换一下位置。"当有了这样的尝试，我们便可以运用到实际生活或工作当中，在实际生活和工作中学会如何倾听他人意见，如何找到大家都满意的点去解决冲突。

除此之外，针对不同年龄阶段可以有不同的团沙辅导主题。例如，幼儿园需要进行安全教育。在安全教育中，幼儿需要学习交通规则，学习如何防火等基本常识。那么，在给幼儿设定安全教育的主题活动时，可以选择让幼儿在相互游戏中学习交通规则，相互指导。例如，在"我是小司机"的主题活动中，让幼儿在沙盘里做交通演示。在演示过程中幼儿可能会遇到各种各样的交通情况，通过讨论或沙具和沙盘的摆弄自然而然地产生交通指导策略。例如，幼儿可能会说"你的车不可以逆行""你的车不可以在草地上开"等。孩子在游戏的轻松氛围中相互学习，潜移默化地学习交通知识。

安全主题同样适用于成人，比如现在宣传较多的防火、防灾知识等。对于突发性事件，某些组织会紧急组织团沙辅导做出应对。那么团沙辅导带领者就一定要根据突发性事件的特征或性质来设定主题。在就突然发生的灾难性事件设定团沙辅导主题时，例如地震或洪灾，需要更为谨慎。应根据突发性事件的特点来设定符合他们当时状态的

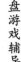

主题。例如"生命的意义""生命是什么""如何面对灾难""如何浴火重生"等。

常见的主题有：

（1）新员工入职：企业文化，破冰启航，工作与生活。

（2）安全教育：我是小司机，水与火。

（3）团队建设：合作与冲突，挑战自我，跨越障碍，勇往直前。

（4）突发性事件：生命是什么，如何面对灾难，如何浴火重生。

总之，团沙辅导，既可以没有主题，也可以预先设定主题。预先设定主题时需要根据团体目标、团体个性、参与者的自我发展或成长阶段以及组织单位的特定情况进行个性化的设计。

三、适合不同年龄阶段的操作规则

（一）适用于低龄儿童的团沙辅导模式

面向儿童的团沙辅导分为低龄儿童团沙辅导和青少年团沙辅导。低龄儿童正逐渐地"去自我中心化"，一般来说能关注他人的想法与行为、能开始与同伴进行合作的儿童，才达到了参与团沙辅导的发育程度。青少年团沙辅导规则可参照成人的进行。就8岁及以下的幼儿发展水平而言，进行限制式的团沙辅导是很困难的，一般进行的是无规则的自由式团沙辅导。

无规则指的是没有轮次、没有摆放顺序、没有分享要求等规则。但这并不代表儿童参与者可以"为所欲为"，带领者仍需设置能使团沙辅导顺利进行的基础规则：

（1）沙具、沙子、水都是在沙盘里玩的。

（2）一次拿一个沙具，可以多次拿。如果需要加水，一个人可以加一杯水（250ml），加在自己的沙盘里面。

（3）自己拿的沙具可以自己挪动或拿出沙盘。挪动别人的沙具，别人不同意时，要和他商量，或者在小组里讨论。

（4）不能伤害自己、他人和故意损坏沙具。

（5）在约定时间内结束。

（6）沙盘游戏过程中，不能离开沙盘室，不能扬沙。

儿童团体的人数首先取决于空间的容量，每个孩子需要 4 平方米左右的活动空间；同时还需要考虑团体的目标、儿童的年龄、问题行为程度及表现。有实践表明，5～9 人的儿童团体人数是比较适宜的（空间里有 3 个沙盘），因为更大的团体很难在团体情境下满足每个孩子的需要，而当团体人数在 4 人以下时团沙辅导也相对难以开展，因为当只有 3 个儿童的时候可能会出现两个儿童排挤第三个儿童的情况。

低龄儿童团体团沙辅导通常不只使用一个沙盘，一个由 8 人组成的儿童团体在采取多人一盘的规则下，至少需要配置 3 个沙盘，也就是说每个沙盘的上限是容纳 3 个孩子共同游戏，这与儿童阶段的探索欲望强烈、秩序感弱以及难以清晰地保持边界有关。过小的空间不利于儿童进行自主探索，还会引起儿童参与者之间过多的争抢和冲突。此外，有的儿童团沙辅导采取一人一盘的形式，那么在 8 人团体中则需要配置 8 个沙盘。

（二）适用于青少年及成人的团沙辅导模式

青少年和成人可以参加限制性的团沙辅导，也即对团沙辅导的轮次、沙具的摆放顺序、分享的内容有所要求。青少年及成人团沙辅导也存在两种形式：一位带领者，一个沙盘；一位带领者，多个沙盘。无论是哪种形式，一个沙盘最多容纳的参与者不得超过 7 个，在实际操作中，一般以一个沙盘对应 5～6 个参与者为宜。

经过多年的实践，我们总结出了两种拟合现实的适用于青少年及成人的团沙辅导模式——投票制和特权制。

1. 投票制的详细过程

（1）准备阶段。

在准备阶段，带领者要提前对团沙辅导的场地进行布场，首先要将凳子并排放置在离沙盘 1.5 米左右的位置，请参与者坐在凳子上。

当参与者坐在凳子上后，带领者要进行自我介绍（如图 3-1），并询问参与者此时的感受。例如，身体的感受如何？哪部分有紧张感？

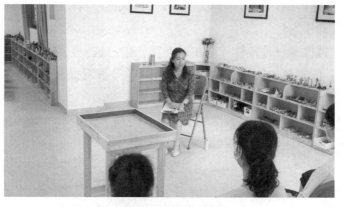

图 3-1　团沙辅导带领者进行自我介绍

（2）引入阶段。

带领者请参与者观察沙盘，选择自己喜欢的位置，搬动凳子围绕沙盘以使自己舒服的姿势就座。然后带领者再次询问参与者的感受。

待参与者坐定后，带领者请所有参与者进行自我介绍，参与者之间相互认识与熟悉。带领者给参与者介绍沙盘游戏的用具，包括沙盘、沙以及沙具等。介绍完毕，带领者请所有参与者将手放入沙盘，感受沙子（如图 3-2）。

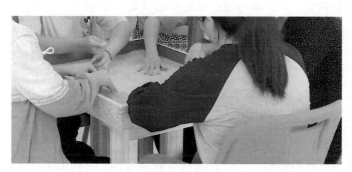

图 3-2　参与者在感受沙子

感受沙子后，带领者给所有参与者介绍团沙辅导规则：

1）轮次：一共进行 N 轮（有 N 位参与者），完成一个沙盘创作。

2）顺序：每位参与者从签筒中抽签，每轮按签上的数字顺序完成动作（摆沙具或塑造沙形），第 1 轮从 1 号开始，第 2 轮从 2 号开始……以此类推，完成动作时不得改变他人的沙具或沙形。

3）动作。

A. 每位参与者每轮只能在以下动作中三选一：拿一个普通大小的沙具；同类型或密切相关的、不超过小拇指两指节长度（3厘米）的沙具（动物和人物除外）（如图3-3），如小石头等，最多能选3个，但是注意摆放距离不得超过一拳；塑造一个沙形（如挖河、湖，堆山等）。

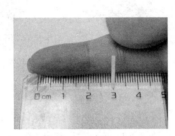

图3-3　沙具大小的限制

B. 第1轮只能摆沙具；从第2轮开始，可以塑造沙形；在第3轮后，如果不想摆放沙具、不想动沙子，也可以选择不做任何动作。但是不管如何选择，都需要与大家行动一致，比如大家选沙具时也需要去沙具架前看一看，在分享时也需要表达自己的想法。

C. 选好沙具后，用手遮掩沙具，关注自己的沙具，不向他人展示。

D. 当所有参与者选好沙具回到自己的位置之后，按照顺序完成动作。

E. 在参与者挑选沙具和摆放沙具的过程中，彼此不进行任何形式的协商或交流。

4）讨论。

在每一轮结束后，参与者进行分享和讨论。讨论内容可以包括自己摆放每个沙具的意图、对他人摆放沙具的感受、对作品的感受和当下的心情。

5）调整。

在每一轮结束后，参与者可提出对画面做出调整的想法。

当有参与者希望对画面做出调整（如挪动沙具或动沙子）时，首

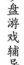

先要描述希望调整的理由，并说出如何调整，其他参与者表达自己的态度："否定""接纳"或有不同的调整意见。根据少数服从多数的原则决定是否调整，由意见提出者进行调整。

对画面做出调整时，参与者只能调整当轮的沙具或沙形，且不能添加或减少沙具（沙形）。

除了做动作，在其他时间参与者不可把手留在沙盘中。

（3）沙盘创作阶段。

带领者讲完规则，开始沙盘的创作阶段。

先请所有成员完成抽签，确定顺序后进行第 1 轮。在创作阶段，每一轮都遵循以下顺序：参与者按顺序做动作，即放置沙具与塑造沙形；所有参与者做完动作，由各参与者分享动作的原因以及对画面的感受；分享完毕，有参与者提出调整画面的建议，其他参与者表态，根据少数服从多数的原则进行调整；第 N 轮结束后，询问参与者还有什么需要添加的，可视情况增加轮次。

（4）分享讨论阶段。

所有轮次结束后，请参与者感受沙盘作品、感受周围的人，询问参与者有什么想表达的。所有参与者面对沙盘作品，发表感受。请各参与者起身，将椅子向前推，在椅子后围绕沙盘顺时针走几圈，选择一个使自己最舒服的角度站定，请注意椅子应留在原位（如图 3－4）。所有参与者选定位置后，请参与者分享一下改变位置或不移动的原因。带领者应关注每一位参与者。

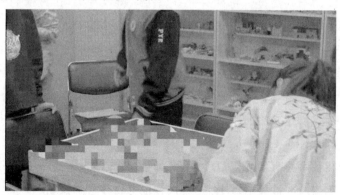

图 3－4　参与者起身寻找使自己最舒服的站位

所有参与者分享完毕，带领者引导参与者带着椅子在沙盘旁边围成圈（如图3-5）。注意，座位的方位，每位参与者的相对位置、距离和团沙辅导过程中一样。所有参与者坐好。一起讨论在团沙辅导过程中的觉察，包括对人际关系、沟通方式、人格特点等的觉察。

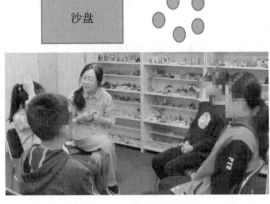

图3-5　团沙辅导讨论

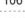

2. 特权制的详细过程

（1）准备阶段。

该阶段内容同投票制。

（2）引入阶段。

在此阶段，关于轮次、动作和讨论的规则与投票制相同。

重要的不同是每一轮都要抽签产生"特权号"。在特权制中，每位参与者每轮按当轮的抽签顺序完成动作（摆沙具，塑造沙形），完成动作时不得改变他人的沙具或沙形。其中在每一轮中有一个特权数字持有人，规则如下：

每一轮动作结束后，在每一轮抽中特权数字的参与者可行使特权；

在沙盘创作开始前选择特权数字，特权数字一般选择处于中间的数字，如3和4（以5人团体为例）；

特权数字持有人可以对沙盘上任何沙具或沙形进行一次调整，但不能添加或减少沙具（沙形）；特权者也可放弃这个权利。

（3）沙盘创作阶段。

创作阶段操作和内容与投票制基本一致，但调整部分不再是投票制的少数服从多数，而是由特权数字持有人行使特权，然后进行讨论。

（4）分享讨论阶段。

该阶段操作与内容同投票制。

3. 投票制和特权制规则的主要异同

投票制和特权制规则的相同点与不同点如表 3-3 所示。

表 3-3　投票制和特权制规则的比较

	投票制	特权制
轮次	相同	
每轮顺序	只抽一次签，确定顺序后第 1 轮从 1 号开始，第 2 轮从 2 号开始……	每轮都要抽签，按当轮抽签顺序完成动作
每轮所做动作	相同	
调整者	每位参与者都可以提出调整意见	只有特权数字持有人才能调整
调整原则	少数服从多数	特权数字持有人可以直接调整
调整内容	只能调整当轮沙具或沙形	对沙盘上任何沙具或沙形进行一次调整
分享讨论	相同	

第五节　团体沙盘游戏辅导的阶段特点与任务

团体在不同阶段所呈现的特点不尽相同。在多次的团沙辅导过程中，一般会呈现四个阶段：初始阶段—过渡阶段—工作阶段—结束阶段，有以下四个阶段目标需要注意。

初始阶段的阶段目标：团沙辅导参与者之间、团沙辅导带领者与辅导参与者之间建立关系，营造安全互动的氛围，促进团体支持每个参与者对自己的理解和接纳。

过渡阶段的阶段目标：团沙辅导参与者通过自由地探索、观察自我与他人，促进对沙盘、对自己、对他人的理解与人际关系的深入，促进参与者在倾听与感受别人的同时，找到自己可有效应对的资源与方法。

工作阶段的阶段目标：团沙辅导参与者进行反思调整，拓展自我与适应，通过对参与者之间差异性的觉察来促进参与者的反思与调整。

结束阶段的阶段目标：团沙辅导参与者逐步从沙盘中回归生活，提升心理弹性与领悟，促使参与者更清楚自己的人格特点，找到人际关系的平衡点。

一、初始阶段——建立关系，营造安全互动氛围

（一）阶段特点

参与者的交往呈现出接近与疏离的特点。一方面，参与者有融入团体的欲望；另一方面，参与者又想要保持"安全的心理距离"以保护自己，不想过于亲密。

1. 亲社会行为

在此阶段，大多数情况下参与者会有亲社会行为，小心翼翼，不愿冒险和发生冲突，他们都想保持良好的公众形象，使自我言行符合社会规范，进而融入团体。

例如，在初始阶段的团沙辅导过程中，如果有参与者放了一所房子，其他参与者多半不会在这个房子前放一座山堵住路；有参与者放了山羊，另外的参与者也多半不会放一只老虎在山羊的对面，因为这样的行为显然是不友好的，带有挑衅和敌意。个体都希望让他人觉得自己是温和友好的、礼貌的，他们会做出希望被社会和团体接纳认可的行为，而不会做出导致冲突的、互相侵犯和伤害的行为。

2. 交互表面化

在团体形成的初期，团体参与者不了解团体的规则与特征，不了解即将一起工作的其他参与者和带领者，参与者之间的交流互动往往倾向于表面化，参与者可能会有类似的表达："这个沙具很好，感觉

不错""可以的，你放的这个沙具真的很不错"等。参与者一般不会对自己和他人的沙具（画）、行为等做深入的探讨。

参与者希望保持和谐，在自己觉得温和的面具之下进行工作。这是第一阶段明显的特点。

（二）阶段任务

1. 相互认识，建立起彼此的信任感

初始阶段的第一个主要任务是帮助团沙辅导参与者相互认识，建立起彼此的信任感。信任感是团体自由表达的第一个保障，参与者之间如果没有信任感，团沙辅导的交互就会流于表面，无法协助参与者心灵成长。当参与者之间建立起基本的信任感，他们就会有一段良好的关系。这种关系不是讨好的，也不是充满攻击性的，而是每个参与者可以按照自己的方式表达内心想要表达的那个画面。

2. 参与者能够进一步明确团沙辅导的目的

初始阶段的第二个任务是帮助团沙辅导参与者进一步明确团沙辅导的目的。在初始访谈中，参与者已经了解团沙辅导的目的。在初始阶段，参与者需进一步明确：团沙辅导不是为了显示谁的沙画更好，而是在团沙辅导过程中，参与者能有机会去观察其他参与者会选择什么样的沙具、搭建什么样的场景、讲什么样的故事。参与者在此过程中觉察自己、了解自己，也有机会觉察别人和了解别人。

3. 形成团体基本规则

初始阶段的第三个任务是帮助所有参与者参与团体规则建立的过程，了解团体的基本历程。开展团体活动需要有基本规则。虽然规则不是绝对的权威，但是任何团体的运行都必须有规则。在初始阶段，参与者参与并认同团体规则的建立，了解团体的基本历程，有利于团体持续稳定地开展工作。

例如，一个咨询公司辅导的五人团体，团体内的四个人一起约定了在这个团体中一共要辅导九次，并一次性交齐了费用。只有参与者A不认同此规则，只交了五次的费用。当团沙辅导进行到第六次，A

开始缺席。到第八次时，他表示想要直接退出。团体的其他参与者非常愤怒，因为他们觉得 A 违背了团体契约，损害了团体利益。可是 A 认为这个规则不是他认可的，所以他不需要遵守。对于五位参与者来说，这是一次不愉快的团沙辅导经历。所以，在初始阶段，参与者参与团体规则的制定，了解团体的基本历程，是必不可少的。参与者需要明白规则不是针对个人，而是针对团体，是一种团体契约。这是所有加入团体的个体需要学习并且共同维护的。

4. 参与者表达个人感受和想法

在初始阶段的第四个任务是参与者需要学习表达个人的感受和想法。一些参与者很难表达个人的想法，尤其是表达个人的感受。在初始阶段，在"自由与受保护的空间"中，参与者需要学习如何在团体中表达个人的感受和想法，这样才能更顺利进入下一个阶段。

（三）初始阶段带领者的任务

1. 引导参与者相互认识，建立信任感

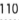

在初始阶段，带领者可以通过引导参与者自我介绍、破冰游戏等方式来帮助参与者建立良好的信任感，让他们相互认识，并且感受到在遵守规则的情况下，放什么沙具都可以，无所谓好坏对错，自身的言行是可以被团体所接纳的。

2. 引导形成团体基本规则，进一步明确团沙辅导的目的

带领者需要参与并引导形成团体的基本规则，强调契约的重要性，契约是一种承诺，参与者有不参加的自由，可是既然参与者承诺了，就要走完整个过程，这是所有加入团体的人都需要学习的。带领者需要注意，要告诉每一个参与者这个团体的属性和特质，进一步明确团沙辅导的目的。

3. 尽量保证每个人都参与表达，鼓励但不强求沉默者发言

每个团体中都有特别愿意表达的人。愿意表达的人看上去会操控这个场，给人一种强势、控制的感觉。而这或许不是他的本意，他只是不希望冷场。可是对于沉默者，他或许会觉得愿意表达的人很强势，于是将他自己的时间都留给愿意表达的人。带领者要用鼓励的、

支持的、抱持的方式来面对不愿意分享的、沉默的人。

如果有一个沉默的人放了一个房子，带领者可以问这个房子代表什么。他可能会说"我觉得它就是个房子，我没有什么感受"。这时候带领者可以慢慢来，慢一点说："这是一个什么样的房子？"可能他会说房子的颜色、门的朝向……带领者要鼓励每个人去表达自己的感受。

4. 提醒参与者在过程中观察自己的感受，然后再表达

最后，带领者要从感受而非判断的角度进行工作。提醒参与者在过程中观察自己的感受，再表达。

比如鼓励参与者用"这个时候我还觉得挺舒服的""我觉得这个颜色好协调"这样一些表述来观察自己的感受。而像"我觉得小白兔需要一个房子"和"我觉得鱼需要在水里"这样的理性表达的现实部分会让我们把个人的、内在的感受性替代掉。带领者要示范和提示参与者减少诸如"因为什么""想要什么""所以我们怎么做"等表达，鼓励内在感受的表达。

二、过渡阶段——探索观察，促进理解与深入

（一）阶段特点

1. 参与者会在情绪上出现焦虑状况，防卫不断增加

经过初始阶段那个美好的"蜜月期"之后，团体进入过渡阶段。过渡阶段的特点非常明显，在这个阶段，团体的情绪问题开始显现，每一个人的内部冲突和矛盾开始出现。参与者会产生焦虑的情绪，并产生防卫的情况。

例如，有参与者在团沙辅导过程中会出现拒绝和外界沟通的情况，在沙盘中，他会在自己的面前挖一条河，以此示意其他参与者不能进入自己的范围内。

2. 团体中矛盾冲突和控制增加

此外，在过渡阶段，团体中可能会出现对抗、相互攻击、防御、

社交与沟通等多种策略。而参与者之间的相互攻击有可能会使团体分裂，致使有些参与者会觉得在这个"团体"中一些人是某一派的，某个参与者是被孤立的，有人想要控制别人，成为团体的主导，或者觉得某人在团体中不重要，有没有他也可以。在初始阶段，大家都按约定好的规则进行沙盘创作，可是随着进入过渡阶段，团体中一些人的强势就显现了出来，另一些弱的人就会被打压下去，于是团体内的矛盾冲突和控制开始增加。

例如，在中学生团体中会经常遇到这样的情况：有一些孩子觉得自己学习不好，或者觉得班上其他孩子都比自己好，于是会非常自卑，并在团体中呈现出退缩性的行为。这样的孩子在团体中会问大家："接下来我们要创作什么画面啊？""你们拿什么？我应该拿什么？"

3. 参与者容易表现出抗拒、挑战团体带领者

在过渡阶段，团体中一些人的强势就显现了出来，于是部分被打压的参与者容易表现出抗拒、挑战团体领导者。

例如，有一个团体在前两次操作中，每一次的讨论与协商都有显示出较强的同理心，参与者之间都能相互配合，有商有量。进行到第三次操作时，参与者对海星沙具的位置有不同看法：海星一开始是放在沙子上面的，但因为有两位参与者感觉沙面上的海星让人不舒服，其他多数参与者为了缓解冲突，就同意将海星放到了水里。但是，拿海星的参与者觉得海星被放到水里令他不舒服，并且指出：不能接纳海星放在沙子上，是因为这些参与者缺乏想象力。他质疑：为什么只有看见水，才是在水里？这时，团体中的一部分参与者开始附和他的想法，认为海星是没有必要调整的。于是团体又重新讨论是否把海星放回来。

之后在是否移动海星的讨论中，这个团体开始进入对抗性较强的各执一词的状态，不太愿意为别人放弃自己的想法。于是，在讨论未果的情况下就会把问题抛给团体带领者，比如在就是否把海星放回原来的位置争论不下的时候，参与者认为带领者允许拿海星的人改变已经达成的意见是在偏袒他，并且破坏了团体规则。而事实是当时有参

与者同意拿海星者的意见，从而导致了重新调整。

（二）阶段任务：参与者需要学习如何面对、认识和处理冲突和对抗

一个没有冲突、表面上过得去的团体，一定不是真正有良好沟通的团体。因为参与者之间没有深度的了解，不知道如何支持别人、如何评估自己在团体中应该扮演的角色，这样并不利于团体和个人的成长。

参与者需要学习如何面对冲突和负面情绪。有时人们会害怕面对冲突，认为冲突是不好的。但是，在团体中，我们需要通过沙盘工作让所有的参与者理解：冲突不仅是团体中非常重要的能量，也是个人生命中非常重要的能量。在所有人的成长中，一定是要有冲突的。正是冲突和平衡带领个人更好地成长，冲突也是团体成长非常重要的动力，既有冲突又有平衡的关系才会变得真实。

假设有这样一对夫妻，在生活中两个人从来不起冲突，那么就可以想象他们的关系一定是非常脆弱的，因为夫妻双方都退守在自己的领地。所以，人和人之间一定是要有冲突的，自己和自己也要有冲突——有时候很喜欢自己，有时候又很讨厌自己。一个儿童如果没有面临关系的冲突和个人的冲突，是无法长大的。所以，无论是在家庭、学校还是团沙辅导中，冲突在个人和团体中都是必然会发生的。参与者需要面对、认识和处理冲突与对抗。

（三）带领者的任务

1. 协助团体建立自我表达的模式，提供鼓励和挑战，维持团体在挑战和支持之间的平衡，帮助参与者面对冲突和负面情绪

在过渡阶段，带领者要使团沙辅导参与者能够自在地、大胆地表达冲突，而不是用回避的、防御的方式。进一步来说，表达冲突的人不见得一定会被攻击，不表达冲突的人也不见得会被认为是最好的。带领者在维持冲突和负面情绪的过程中，要让每一个人在团体中都能很安心地表达自己的冲突、对抗、抵触，这是带领者和团体共同面对

的挑战。参与者之间"吵"完了，可以回到沙盘中来。参与者之间起冲突了也没有关系，可以等到下次团体工作时再来解决问题。这是在团体中维持冲突和负面情绪的方法。

2. 带领者在参与者被攻击时协助参与者尝试接受挑战，学习如何表达自己并与他人进行沟通

当参与者相互攻击与否定时，带领者需要协助参与者去尝试接受挑战，让团体成员体会如何进行有效的沟通。

比如，在一次沙盘游戏中，参与者 A 放了一个房子，参与者 B 在房子前挖了一条河，这让参与者 A 觉得很不舒服。因为河挖出来之后，无论是到房子这边来还是从这个房子出去，都需要过桥才能完成，这个过程变得困难。A 认为如果房子里有小孩子，那么孩子在水边玩耍时可能会掉到河里去。但 B 说自己是希望能住在河边的，因为可以游泳，很舒服、很凉快。A 与 B 都希望团体的其他人可以支持自己，并且强烈地表示自己的不满情绪。

这时候带领者要协助 A（放房子的人）去感受被挑战、被攻击的不舒服感，以及如果房子旁边出现了一条河如何面对以及怎样有效处理一些问题。或许 A 可以在河边建一条河堤（警戒线）。这时候，A 所认定的 B 的攻击——在房子前挖河影响到房子的安全，由于河堤的存在，不安全的部分就被涵容了起来。对于 B 来说也一样，带领者要协助 B 去体会住在河边的舒适与保证房子的安全是需要同时考量的。

3. 引导参与者认识和表达感受，解决问题

参与者在面对冲突和对抗的时候，可以通过表达感受去解决当前的问题。像前面提及的房子与河流的例子，房子前挖了一条河，不同的参与者对这一场景的感受与看法是不同的。

面对这样的情况，带领者可以尝试说"我们可以再感受一下这个画面，在下一轮的时候我们一起看看这个问题是如何被解决的"。带领者通过这样的方式把这个问题悬置起来，"抱持"起来，之后再处理这个问题。

带领者帮助团沙辅导参与者通过自由地探索、观察自我与他人，促进对沙盘、对自己、对他人的理解与人际关系的深入，促进团体参

与者在倾听与感受别人的同时，找到自己可有效应对的资源与方法。

4. 帮助参与者划清人际界限，避免过度卷入

在过渡阶段，最后一个任务是帮助带领者保持人际界限，不过度卷入别人的问题，不要说"你这个建在水边的房子就是很凉快"，这样的说法就是一种卷入，因为有人觉得这样的房子不安全。无论是参与者彼此的卷入，还是带领者卷入到任何一种对立的、冲突的状态中去，都是需要特别小心的。

三、工作阶段——反思调整，拓展自我与适应

（一）阶段特点

1. 团体的凝聚力增强，参与者对团体充满信心和希望，冲突逐渐减少

到了工作阶段，团体进入一个真正的同盟期，即参与者要一起做一些共同的事情。正是因为有这样一个特点，团体沙盘游戏辅导才可以运用于不同的团体情境，例如运用到学校、社区、监狱情境中。而在这个阶段，团体呈现出团体凝聚力和归属感增强的特点，这样的特点会使个人能够在团体中跟所有人友好地相处。参与者对团体充满信心和希望，冲突逐渐减少。

2. 参与者愿意自我表露、参与者之间的沟通会更深入，更关注此时此地

在这个阶段，团体会有更多的共情能力。比如，有这样一名女性，她第一次怀孕是在刚结婚的时候，是不小心怀上的。她并不知道自己怀孕了。后来她由于工作、感冒、饮食不当、应酬等原因，流产了。在两年之后，她第二次怀孕，孕期五个月时做 B 超检查。医生告诉她说这个孩子是残疾的，医生也不能确认孩子四肢的残疾会严重到什么程度，让她自己选择是否留下孩子。这名女性非常痛苦，很难做出抉择，但她非常想要一个健全的孩子，所以最后，在她怀孕六个多月的时候，她还是做了引产手术。这成为她生命中非常痛苦的一件事

情。后来隔了两年，她生下了现在的孩子。

在她参加团沙辅导的时候，她的孩子已经上小学了。她的前两次经历一直盘旋在她的生命里，她也从来没有对团体内的参与者讲过，因为实在是太痛苦了。在她现在的孩子的成长过程中，她非常敏感。孩子的任何一点小事，无论是学习上的、身体上的、人际关系上的，她都会用放大镜来看。她觉得自己不能再承受任何不好的事情。

在团沙辅导期间，她每次都会选带有天使般笑容的小孩沙具。每当看到天使，她就会觉得非常滋养、非常舒服。虽然在团体中她没办法表露自己的这部分，但是她知道在自己内心始终有这样一个洞存在着。

到了工作阶段的时候，她觉得她可以相信这个团体，她觉得这些参与者不会简单地劝她说："没关系，你看你现在孩子很好，过去的就过去了。"她觉得这样的话对她来说就像是一把刀子。她自己清楚地知道这个坎过不去。她内心的情结是：那是一个生命，是我杀死他的，是我抛弃他的。所以，她每次看到有着天使般笑容的小孩沙具时，她希望自己失去的孩子能在天上成为天使。

在工作阶段的一次辅导中，她并没有说出整件事情，她拿着一个小天使沙具，只说了一句话。可是她说那句话的时候，似乎所有的人都能理解那种丧失的痛苦，也希望她能够活在当下。那句话是"我们就遥遥相望吧，下辈子你再来选我做妈妈，下辈子你还是我的孩子"。听完这一句话，同一个团体的其他参与者说："丧失，我也有，我也希望失去的孩子成为天使。"那个参与者还说："从你第一次放这个天使的时候，我就觉得那个离开我的孩子也是天使。"

在这个过程中，更多的自我表露会带来参与者之间更深入的沟通，使得他们更加关注彼此，更能接纳彼此。在这个过程中，参与者之间的连接就会变得更多，参与者之间可以分享的东西就更多。他们内在的自由和放松的状态就会变得越来越明显。

3. 参与者之间的承诺和改变增多、认知重建增多，参与者充分体验到观察学习的乐趣与自由

在工作阶段，参与者之间的承诺和改变增多、认知重建增多，参

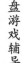

团体沙盘游戏辅导

与者充分体验到观察学习的乐趣与自由。

例如，在一个团体中，五位参与者定了一个主题"看见"。他们对此有不同的理解，在沙盘上也呈现了不同的个人体会。1号看见了现实与差距。他看见的是灯塔的象征。沙盘里有一座桥，桥上有一个女孩。他说自己站在桥上，但他是不会走到灯塔那边的，因为他知道是有距离的，现实和沙盘上目力所及的是有差距的。他知道这座灯塔是有力量的，可是他现在不能过去。2号看见了理想和内在。他看到了一个斗牛士和一个圣杯。他觉得斗牛士和圣杯的连接让他有一种神圣性的体验。他知道神圣性的东西是往内走的，也知道什么是他要的能量。3号看见了自己喜欢的生活。他看见了花、茶具、漂亮的椅子，觉得自己可以在这里舒服地坐着喝茶。4号看见了爸爸和自己。他觉得那个扛木头的人就像他的父亲，一个处于底层的劳动者。扛木头的人很辛苦地维持一家人的生活。他在这个部分看见了自己过往的成长经历和在这一段关系中的自己和父亲。5号看见了小时候的自己和现在的自己。小时候的自己是一个小女孩，现在的自己是"这样的"一个姿态。

在这样的过程中，我们可以充分地看到画面是团体共同完成的，但是每个人都从相同的沙盘画面里看见了与"现实自我"连接的部分，并获得了对自己的体验的理解。每个人就相同的沙盘画面进行了认知的重构。

（二）阶段任务

1. 全身心地投入，坦诚地讨论关心的主题、提供和接受反馈

在初始阶段，参与者是亲社会的、保持温和的面具的、无冲突的，而在过渡阶段，冲突出现。在工作阶段，参与者会更坦诚地表达：如果到了这个阶段某个参与者仍然对另一个参与者很好，那两个参与者之间就是真的产生了接纳；如果"我"不同意"你"，那就是真的不同意。在这个阶段，所有参与者要坦然地面对彼此，接纳彼此之间的冲突，而不用非好即坏的方式，也不用不是肯定就是否定的方式，而是采取一种更坦诚的方式：我不同意不代表我攻击你这个人，

我同意也不代表我肯定你这个人。同意与否或接纳与否，在这个阶段都可以讨论，这是非常重要的。所有参与者可以在这个阶段很坦诚，不需要特别掩饰、过度攻击或一味同意。

2. 为他人提供挑战和支持

在工作阶段，所有参与者都要为他人提供挑战和支持。比如，如果在团体中有一个人是非常明显的思维型参与者，他会在一开始就说明自己的想法，而团体中的其他人在之前的初始和过渡阶段，都是采用迎合赞同的方式。可是在工作阶段，由于冲突得到处理，信任产生，这个思维型参与者开始能够接纳别人说的话，并开始为他人提供挑战和支持。

例如，在一个团体中，思维型参与者在开始前就会做出规划："我们在这里挖一条河，然后这边有村庄、有游乐场，那边有马路，我们可以出去，也可以回来。"在初始阶段和过渡阶段，其他参与者呈现出两种情况：攻击型参与者会说"不要说那么多废话了，我们自己摆"，也有的参与者会说"好的，那我们就按照他说的做吧"。

而到了工作阶段，当思维型参与者做好规划时，团体中的其他人会说："我们还没有开始摆呢，你怎么又说我们今天要摆出这样的（有主题）东西？让我们自己感觉我们摆出来的东西好吗？"在工作阶段，思维型参与者可以更加心平气和地说"原来你想的是这样的""看看是不是这样的""如果不是这样的话会是怎样呢？"思维型参与者既不是攻击他人，也不是过度认同，而是一起去面对挑战，并将活动进行下去，彼此支持。

3. 在团体中做出行为的改变

在工作阶段，参与者与带领者都会做出行为的改变，行为的改变涉及团体中的每一个人。例如，在一次团沙辅导中，参与者能够考虑其他参与者（1号、2号、3号）分别需要什么，而不是简单地考虑："这座山上需要有路，水边需要有小鸭子。"当参与者意识到需要先了解他人的需求再行动之后，就会在团体中做出行为的改变。

4. 在生活中实践新的技能和行为

在工作阶段，参与者的人格特点会通过沙具与语言表达呈现出

团体沙盘游戏辅导

来。这是一个认识自我、探索自我，调整改善与他人的关系，学习新的态度与行为方式的契机与过程。当参与者觉察到自身有关人际关系的想法与策略之后，能够有意识地在生活中实践新的技能和行为，并调整改善与他人的关系。

具体来说，就像本书第二章第二节所提及的例子一样，思维型上司与情感型下属围绕"荷花"应该放在哪个位置进行了讨论，A 呈现出心理类型中的情感型的特点，倾向于根据自己的主观感情做出评判和决定（比如她觉得雕像孤独，要有花陪着），而 B 呈现出心理类型中的思维型的特点，我们看到他倾向于根据客观逻辑做出评判和决定（比如他觉得在陆地生长的花不能放到水中），而 C 的行为则让大家看到了一个不同的处理方式。

于是当看到 C 那样的处理方式时，思维型的参与者在觉察自身的基础上，也会尝试在生活中去关注他人的情感；而情感型的参与者在觉察自身的基础上，在生活中会去尝试关注客观事物，实现自我成长。于是思维型的上司会在实际工作中多问一句"你这个决定、行为或者想法是基于什么样的考虑？"。而情感型的下属在向领导汇报工作时，也会遵从有效的现实逻辑。这两位在后续的工作中沟通逐步顺畅，工作推进顺利，成果也相对丰盛，团体凝聚力也得以加强。

5. 就体验和感受深入交流

当团体参与者都做出行为改变之后，就要对团体的体验和感受进行深入的交流。

比如，一个思维型参与者会想：我可不可以放下那种目标性、逻辑性的东西，看看每个人需要的是什么，怎么让别人更舒服一点？……这就是他在通过深入交流，让自己做出一些改变。

（三）带领者的任务

1. 协助参与者认识自己

带领者要协助参与者认识自己，认识自己习惯什么样的方式，而团体中其他参与者习惯的方式是怎样的。通过这样一个过程好好地认识自己，了解自己擅长的地方和不擅长的地方。比如，有些人特别不擅长用语言来表达，有些人觉得自己特别擅长用语言来表达。带领者需要协助每个参与者认识自己。因为只有在团体的接纳度最高、凝聚力最强的时候，每个人才会更接纳自己，才会知道自己应该怎么表现，并且知道在团体这个安全的空间中只需要表达自己就好。

2. 鼓励参与者发表不同的意见

带领者的第二个任务是要鼓励不同的人从自己的角度发表意见。因为每个团体中都有带有领导气质的人，也一定有更愿意跟随别人的人，所以在这个阶段，无论参与者是处于领导的位置还是处于从属追随的位置，都应该可以在团体中发表不同的意见。

3. 鼓励参与者彼此尊重和关怀

在团体中，即使是追随者，也是需要被尊重的。有些参与者在团体中是非常有创造力的，他可以把沙子弄成各种各样的形状，或者用沙具来讲各种各样有创造力的故事。

但有一些参与者的生活本身就是很平缓的，比较没有创造力，这样一些参与者也需要被尊重。在一个好的团体中并不是只有故事讲得非常好、非常动听的人才会被团体接纳，而是所有人都应当彼此尊重与关怀。

4. 善用对质技术，引导话题的走向，聚焦沟通的意义

在工作阶段，带领者要善用对质技术，引导话题的走向，聚焦沟通的意义。因为团体的目标是让所有人在团体中感受到自由与接纳，而不是让某个人或整个团体顺着一个人的方式。让团体变得更具有支持性的一个步骤就是沟通，沟通是相互理解的保证。

在使用对质技术时，带领者首先应鼓励所有参与者提出自己的证据，分析哪些证据是合理合情的，探讨证据的可靠性，分辨出哪些是不能确定的、可能存在问题的。其次应让每个参与者陈述当下的动机，沙具、画面、言语、动作等在表现什么、有什么目的。这个部分可以与每个人的现在、过去和将来的感受与想象连接。例如，"由于开始工作后我经常被人挑剔，所以在团体中，我觉得××（动作，语言，画面）有点激起了我的情绪，所以我不自觉地对抗"。

5. 协助参与者把领悟转化为行动

在工作阶段，带领者需要协助参与者把领悟转化为行动。例如，当一位团沙辅导参与者通过对质、觉察，发现了自身的思维特点，开始产生行为改变，那么我们会发现参与者参与的方式，以及沙盘的画面会出现新元素与变化。此时，帮助参与者关注与理解自己的变化，并鼓励参与者将体验到的变化以行动表达出来，是带领者的一个工作重点。

6. 协助参与者解决个人问题，示范有效行为

在这个阶段，带领者需要协助参与者解决个人问题，示范有效行为。有些参与者在现实生活中经常处于和别人关系不融洽的状态。例如，有一位女士经常和她老公说："我们要出去玩，你安排一下。"她老公就说："好。"可是她老公从来不安排，从不计划去哪里，也不关注路上情况是怎么样的，都是走到哪里是哪里。

而这个时候夫妻之间就会形成一个巨大的冲突。她老公的人格类型显然是以直觉为主，他没有计划的能力。所以，她在现实中跟她老公的关系是有很多冲突的。她自己觉得她在生活中没有经历冲突，但其实她个人的冲突是存在的。只是因为孩子太小，夫妻忙于养育孩子，因而没有发生冲突。这个时候带领者就要协助她解决问题。团体中可能有人就是很擅长做计划的，当她不能改变老公的时候，她就需要想办法把自己的规划能力发展起来。否则，她的个人冲突就不会得到解决。

也会有参与者说这是她老公应该发展的能力。但如果她老公很难意识到，并且没有觉察，她的个人冲突就不会消失。而这位妻子是在团体中的，她可以学习团体中另外一位参与者如何规划一件事情，如何按目标做成一件事情，从而实现个人的成长。

四、结束阶段——回归生活，提升弹性与领悟

（一）阶段特点

1. 参与者通常会出现离别情绪，有不舍和留恋

在这个阶段，因为团沙辅导参与者之间很快要进行告别，参与者

之间的陪伴旅程即将结束，这个团体不再会有持续性的连接，所以参与者会出现离别情绪，有不舍和留恋。

2. 团体的连接变得松散，表现出对外界的担心

有时候，为了使参与者在离开团沙团体后变得更好，团体会开始变得松散起来，以协助个体更好地与这个团体分离，而更好地与现实中的团体连接。团沙辅导过程稳定的、持续的接纳，会使得参与者产生对团体的依赖，当参与者跟现实中的团体建立连接时，就会有一些担心的情绪。分离与重新建立连接，是团沙团体在这个阶段可能会出现的一个特点。

但这并不必然。有些人会担心分离；有些人会觉得没关系，自己已经在团体中学会了如何在团体中看见自己和别人，如何提高自己在团体中的位置，如何跟团体建立关系；有些人只会出现离别情绪，并不会表现出对外界的关心。

（二）阶段任务

1. 参与者表达和处理离别情绪

在这个阶段，每一个参与者都需要回顾：在这个团体中，我们觉察到了什么，我们感受到了什么，我们体验到了什么，我们又可以在这一段旅程中收获什么。在这个阶段，带领者的任务就是帮助参与者通过表达来处理离别情绪。

2. 整理、巩固效果并运用到生活中

参与者需要整理在这个团体中的收获，讨论在未来的生活中可以做什么、如何运用，逐步从沙盘中回归生活，提升心理弹性与领悟。

（三）带领者的任务

1. 鼓励参与者充分表达

到了结束阶段，团沙辅导工作即将结束，在该阶段，需要给予参与者充足的表达机会，表达对团体与每个人的感谢、在团体中的收获、对团体与某些人或事情的失望，以及对未来想象与可能性的期待等。同时，带领者要促使团沙辅导参与者认清自己的人格特点，理解

自己的优势与弱势，找到自己在团体中与人际关系中的平衡点。

2. 帮助参与者处理离别情绪

带领者需要协助参与者处理离别情绪。首先，由团体一起讨论离别与分离。例如有人认为离别是为了下一次更好的相聚，而理性的人会觉得天下无不散的宴席，一切顺其自然，每个人对离别都有自己的定义。其次，感受离别忧伤。这不是简单地说"我们结束了，我们不再定时见面了"，而是能够分享与讨论忧伤情绪的强弱。最后，将情绪剥离开来。往往是混入了更多的情绪才会出现个体当下的忧伤，而其他情绪又对应相关事件，这些情绪产生于个体对事件的看法，对这些事件的看法又会存在一个共性的认知，因而改变这个认知就能化解过度的离别情绪。

在操作性部分，带领者可以用漂流瓶的方式，请每个人留下自己关于"再见"的象征物件，使这个团体与时间共存，完成当下的分离及对未来可能性的期待——有一天，让我们再见时，共同打开这个漂流瓶。

3. 处理尚未完成的工作，继续给予和接受反馈，提醒参与者保密，提供继续学习或进一步服务的资源

带领者可以和参与者讨论是否还想保持一些连接，这些连接是什么样的，是通过微信等网络途径还是在现实生活中。

一定要注意的是，团体是属于大家的，在这个过程中分享的任何照片或痕迹都是必须保密的，不能以任何一种方式对外分享。这是非常重要的，带领者需要对所有参加者进行提醒。因为有的时候，团体中发生的事情在团沙辅导结束后会被泄露出去，这种情况非常危险，会使得团体的工作遭到破坏。

4. 评估团体效能

最后，在结束阶段，带领者需要评估团体效能，即帮助参与者体验与总结在团体中学到了什么，感悟到了什么，有什么样的成长。

在一系列的团体沙盘工作结束时，带领者需要把第一次到第 N 次的沙画打印出来，在团体中进行分析与探讨：在最初的时候每个人是怎样的，团体是怎样的；在整个过程中，每个人经历与体验到了什

么，发生了什么，有哪些变化，有哪些收获与成长；在整个过程中，最困难的是什么，是否经历过毁灭团体、破坏团体与逃离团体的时刻；一路走来，发现了什么；在这里看见了怎样的自己与怎样的团体。

带领者需要引导参与者就情绪、能力的整合，团体的相互依存、参与者的人格状态、对团体角色的认知与定位、团体处理冲突的方式（包括遵守与修改规则等），以及如何促进团体形成成熟的沟通方式等，对整个过程进行探索。

第四章　团体沙盘游戏辅导应用

第一节　团体沙盘游戏辅导在教育系统中的应用

一、在幼儿群体中的运用[①]

儿童心理健康是"人的发展"的重要基础，这一点日益成为全社会共识。为深入贯彻《国家中长期教育改革和发展规划纲要（2010－2020年)》和《国务院关于当前发展学前教育的若干意见》，2012年10月教育部门制定了《3～6岁儿童学习与发展指南》，明确将儿童的学习与发展分为五大领域，健康领域居首位，成为其他领域学习与发展的基础。健康包括身体健康和心理健康两个方面，心理健康对儿童健康成长来说具有重要意义。

随着离婚率上升、单亲家庭增多、二孩时代来临，以及疫情暴发，幼儿心理问题逐渐引起社会的关注。不少专家指出当前许多幼儿存在心理健康问题，比如因为二孩的出生，头生子因感受到被忽略、爱的丧失或被不公平对待等而出现一些行为与情绪问题，这是幼儿心理健康教育所需要面对的，应在幼儿教学活动中渗透心理健康教育。

培养幼儿养成良好心理品质和促进幼儿心理健康发展是幼儿心理健康教育的重要内容。目前在学前教育阶段，日常生活中表现出抑

---

① 本部分作者：黄丽明，团体沙盘游戏引导师、分析师，珠海市香洲区凤凰幼儿园办公室主任。

郁、焦虑、暴力等问题的幼儿日益增多，急需一种帮助幼儿缓解或宣泄情绪的方法或渠道。

团体沙盘（简称团沙）游戏借助沙子、水、沙具，以游戏的方式来进行表达，这些都是幼儿喜爱的元素，幼儿会很自然地参与其中，能很好地解决3～6岁幼儿年龄小、表达能力和沟通能力不足的问题。一方面，当幼儿遇到难以应对的困难，无法通过言语表达，产生焦虑、抑郁或其他难以言说的情绪时，可通过沙盘表达出自己的情绪，内心的冲突也能无意识地通过沙盘呈现出来，让参与团沙游戏的同伴看到自己的情绪，当被同伴关心并接纳时，幼儿的情绪问题将会得到缓解。另一方面，学龄前儿童往往习惯以自我为中心，团沙游戏能让幼儿在游戏中察觉自己和别人的不同，通过团沙游戏中的冲突及协作，提高幼儿的人际沟通能力，从而促进幼儿人际互动的改善。

团沙辅导在幼儿群体中的应用主要有以下两种方式。

（一）以班级活动形式融合到幼儿的一日活动中

团体沙盘游戏辅导

每周进行一次团体沙盘游戏，主要在中大班的活动中开展，时长为40分钟（如图4-1）。以一个大班35名幼儿为例，班主任提前根据男女比例和孩子的性格特点将幼儿分成两组，每组为17～18人。每周每组孩子进行一次沙盘游戏，一学期每组一共进行12次。幼儿园的团体沙盘室一共有5个沙盘，两组幼儿各自由组合成5个团沙小组，3～4人为一小组（如果组员没有提出交换要求，小组成员在12次团沙活动中保持不变），由两位老师带领。

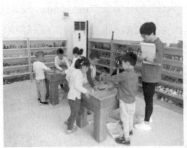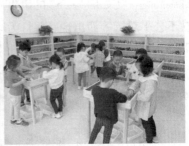

图4-1 儿童进行团体沙盘游戏

12次沙盘游戏分为以下几个阶段：第1~2次为认识阶段，这个阶段的目标是协助刚组合成团的团沙小成员们互相认识，打破尴尬，互相熟悉。第3~5次为团体磨合阶段，目标是配合班上的教学主题，拟定相配套的沙盘游戏主题，协助团沙小成员们适应小组协作，在团沙小组中找到自己的角色（如图4-2、图4-3）。第6~10次为创作阶段，目标是协助团沙小成员们产生更深层次的合作，从而激发小成员之间的矛盾或协作能力，让每一位小成员都能表达自己的感受，倾听同伴的想法，通过团沙游戏释放自己的情绪。最后两次为最终展示阶段，通过前10次团沙游戏的积累，团沙小成员们形成了一定的默契。老师介入，提醒参加团沙游戏的幼儿本学期的团沙游戏活动即将结束，让每组团沙小成员共同为自己的小组创作一幅沙画，提高小成员的人际沟通能力（如图4-4）。

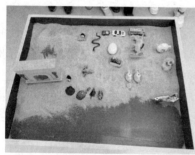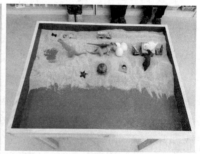

图4-2 大班幼儿组自拟主题："恐龙世界"

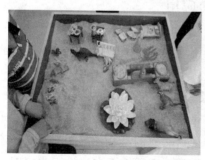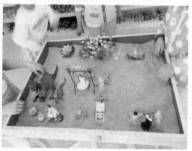

图4-3 课堂教学延伸主题："美好的一天"

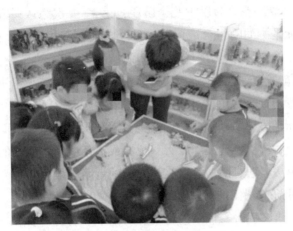

图 4 - 4　小组代表分享团沙的故事

（二）幼儿团沙成长小组

幼儿团沙成长小组的对象可以是存在情绪问题、行为问题、社会交往障碍、学习困难的孩子。每学期初由家长填写家长问卷进行报名，或由老师进行推荐，并由带领者对被推荐幼儿进行观察记录，最终确定参与者。每个幼儿团沙成长小组由 3～4 个孩子组成，由一位带领者带领，每学期一共进行 12 次。具体介绍详见本书第三章关于儿童团体沙盘游戏的部分内容。

二、在中小学生群体中的应用[1]

中小学生包括小学、初中、高中或职中阶段的学生。根据发展心理学理论，不同年龄阶段的学生有着不同的心理发展特点和需求。

小学低年级（一年级至三年级）：进入小学，学生正式脱离亲人的多重保护，社会身份的变化常常带来较强烈的情绪体验，比如亲子分离的体验、适应新环境的体验等。这时他们身心各方面的发展还不健全，天真、好奇、喜欢模仿。他们的心理需求更多地表现为应对亲

团体沙盘游戏辅导

---

① 本部分作者：刘秀娣，团体沙盘游戏引导师、分析师，广州市增城区荔城中学教师。

子分离焦虑、学习与人交往、学习表达自己等。

小学高年级（四年级至六年级）：随着生理上的变化，小学高年级学生逐渐进入青春发育期。这个阶段孩子的思维、社会化、情绪、人际交往发展等都表现出过渡性和转折性，有相当多的学生在这个阶段出现不同程度的行为问题、情绪问题、人际交往障碍、个性发展障碍等。

初中：初中生的身体机能逐渐趋于成熟，他们对性有了朦胧的认知，开始对异性产生好感。随着自我意识的发展，他们发展出自我中心主义，常觉得自己是别人注意的焦点，自尊开始分化。这时他们开始对权威（如父母、老师）充满批判精神，不愿意接受批评。他们不像儿童时期那样容易敞开心扉，既希望拥有单独的空间，又容易感到孤独，产生渴望被人理解的强烈愿望。

高中或职中：根据埃里克森（Erikson, 1959）的心理社会发展理论，高中或职中阶段的学生（12~18岁）正处于从青年早期向成年期过渡的时期。卢梭说："青年期是一个充满狂风暴雨的危险时期。"这个阶段的特点是自我同一性角色混乱，情绪情感具有两极性和波动性。他们面临高考和升学的压力，对未来有了更多的思考，也承受着比以往都更重的学业压力。在人际交往方面，他们承受着多重人际压力，与人交往的强烈意愿和他们不成熟的人际交往能力出现碰撞，往往产生更明显的孤独感。根据过往的研究和经验，高中阶段学生的问题和需求主要体现在三个方面：一是在同伴交往中寻求存在感，发展初步的社会化功能；二是对自主性的追求常常造成与父母的冲突；三是对未来的憧憬和迷茫使他们容易产生厌学心理。

不管是对小学生还是中学生，游戏和互动体验都是学习人际交往能力的绝佳途径。人们天生喜欢玩沙子、水以及各种玩具，团沙游戏参与者在玩的过程中能迅速形成情感体验，自然地打破彼此之间的隔阂，放下生活中的伪装和压抑的情绪，从而达到减压和拉近彼此距离的作用，同时学会观察他人及与他人交流、合作等。在团体沙盘游戏中，参与者的互动就像一个小社会，反映了每个人在日常生活中与其他人互动的方式。他们需要根据实际状况来思考与调整自己的行为，在团体的冲突、磨合、共鸣和理解中达到整合，同时觉察自己、觉察他人，表达情绪，调整彼此之间的关系。

在中小学群体中，团沙辅导可以应用于以下几个方面。

（一）以"体验"为目的的团沙活动

"心随沙动"团沙体验：在每学年开学之初，组织新生进行团体沙盘体验，让他们初步认识和感受团体沙盘，为学生的心理减压提供一个新的途径。

"心灵之约"团沙体验：组织心理社团的同学或学生干部进行团沙体验，让参与者感受团沙的魅力与作用，进一步激发他们对心理学的兴趣。

（二）以"成长"为基础的团沙小组

人际关系团沙小组：许多学生因为自身的个性等因素，不喜欢与人交流，或者与人相处感到不自在，同时又很在意别人的看法，因而产生焦虑、烦躁、孤独等情绪。团沙游戏具有非语言性与非指导性的特点，不需要太多的语言交谈，通过将日常生活中的真实状态呈现于沙盘当中，让参与者看清问题的症结所在，重新审视自己。同时，在人际交互中观察学习，认识自己与他人的关系以及不同的行为模式，表达自己的内心，调整和改善与他人的互动，从而发展人际交往能力，改善人际关系。可组织"同一屋檐下"宿舍人际关系小组、"没有人是一座孤岛"孤独感缓解小组等。

情绪管理团沙小组：情绪是一种混合的心理现象，当中小学生处于焦虑、抑郁、焦躁等难以控制的情绪时可能会影响睡眠、学习、人际关系等方方面面。可以招募有情绪问题的学生，通过移动沙子和沙具，唤醒他们的触觉神经。在自由与受保护的空间让情绪自然地流淌与表达，然后通过陪伴和引导，以及学生之间的互动，帮助他们找到情绪表达和纾解情绪更合适的方法，内化于心。

自我成长探索团沙小组：根据中小学生的实际需求，进行"有规则-有主题"或"有规则-无主题"的自我成长团沙活动。比如应用于小学生群体，以"规则"为主题，可以让小学生通过团体沙盘游戏学习规则、遵守规则，统合自己和他人的想法和目标，建立起社交的现实感，引导培养自律的意识（如图4-5）；也可以在初中生群体中开展与"现实的我"相关的主题活动，在团体互动中看见自己的变化、感受他人的个性特征；在高中生群体中，学生通过在创作与交流中有效倾听，了解别人眼中的自己，了解自己的行为是如何被别人影响以及自己的行为又是如何影响别人的，看到自己个性上的优势与不足，完善自我、发展自我（如图4-6、图4-7）。

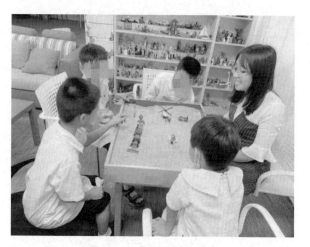

图4-5　小学生团沙体验

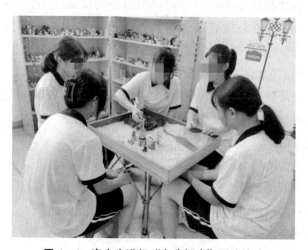

图4-6　高中生进行"自我探索"团沙体验

图4-7 学生反馈

积极心理品质培养团沙小组：招募小组成员 10 名，分成两组。老师以 24 项积极心理品质为切入点拟定团沙主题，比如"勇气""爱""坚持""团队精神""感恩""希望"等，让成员围绕主题进行创作和讨论。在此过程中，老师予以积极的陪伴，对个体心理图式中积极的心理品质及时地进行反馈和强化，让成员从认知、情感、行动等方面了解积极品质，挖掘自身和他人的积极品质，思考积极心理品质的养成方法。

学习动力团沙小组：针对中小学生拒绝上学、消极应付课业、考试压力大等问题，让成员在沙盘的创作中觉察自己的学习风格、当前的困难等，释放压力，看见学习的好处，激发学习的欲望，在互动与反思中找到更合适的学习方式。

家庭动力团沙小组：家庭是影响学生心理健康的重要因素之一。招募一个家庭（3～6人）开展一系列团沙辅导，在沙盘创作中引导学生思考与改善家庭成员之间的互动模式、沟通方式、关系等。

生涯探索团沙小组：生涯规划是中小学一门重要的课程，旨在帮助学生认识自己，了解自己的兴趣、个性、特长、价值观等，分析个人资源，了解大学和社会的需求等，为未来的职业发展做好充分和清晰的规划。针对目前中小学生在生涯探索中遇到的自我认识不全面、职业自我概念不明确、决策能力不足等情况，可以开展"生涯探索"团沙辅导，让学生暂时脱离现实问题和自我探索困境，以一种比较轻松的方式认识自我、增强自信、明确人生理想目标、提升决策能力。

（三）以"课程"为导向的团沙校本实践

将团沙作为学校的其中一门校本选修课程，招募对团沙感兴趣的学生，以"讲授＋体验"的方式，讲述团沙的相关历史、理论、操作方式等，辅以主题沙盘创作和分享体验，让团沙走进课堂，改善团体动力，促进个人和团体的共同发展。

三、在大学生群体中的应用[①]

团体沙盘游戏辅导的教育性功能、发展性功能使得其在学校、教育系统中有广泛的应用，其中在大学生群体中的应用较为普遍。

大学生的年龄普遍在18～22岁之间，根据埃里克森人生发展八阶段理论，大学生刚刚进入"孤独与亲密的冲突"阶段，也有人仍处在"自我同一性和角色混乱的冲突"阶段，因此大学生的心理需要主要表现为两种情况：认识自我的需要和建立亲密关系的需要。

随着我国高等教育的发展，大学教育从以往的精英教育转变为普

① 本部分作者：孟彩，副教授、心理学博士，洗心岛教育团体沙盘游戏引导师、分析师课程主讲老师。

及性教育，但"学而优则仕"的传统依然深入人心，大学生的身份、角色在时代发展中面临着挑战，大学生的自我同一性危机普遍存在。在建立亲密关系方面，随着西方婚恋思想和性观念的涌入，当代大学生对性和亲密关系持开放态度，但仍然时常体验到孤独。

《2020中国大学生健康调查报告》（丁香医生，中国青年报，2020）覆盖全国40余所高校的12 117名大学生，报告发现64％的大学生具有主动关注心理健康的意识，三分之二的大学生认为自己的心理健康状况非常好，但随着年级升高，受心理健康问题困扰的大学生比例升高，大四学生产生情绪困扰的比例最高，达到47％，高年级学生产生情绪困扰的主要原因是就业压力。报告显示，大学生的心理困扰来自学业、人际关系、性格、就业规划、恋爱、家庭关系方面，排前三的压力源是学业成绩、人际关系和性格。压力和情绪困扰也体现在大学生的身体健康上，86％的大学生表示在受调查前的一年中出现了健康困扰，排前三的健康困扰是皮肤状态不好、睡眠不足、情绪问题。

团体沙盘游戏辅导

报告指出，大学生解决自身心理困扰的方法是转移注意力、"吐槽"，在转移注意方面，使用电子产品是较多人的选择。

基于上述理论和数据，团体沙盘游戏辅导非常适合大学生。

首先，从大学生的心理特征和应对特征来说，大学生处于人生关键的转折阶段，处在成年的早期，但仍保留着青少年时期的心理发展特点，能感受到成年后的各种压力，但不具备成熟的心理状态和应对方式，在应对压力方面常常选择消极、被动地应对，不利于成长成熟。因此，大学生的心理发展需要团体工作的干预。

其次，从问题层次和普遍性来说，大学生出现的上述问题并不是深层次的人格问题或障碍性问题，而是普遍性的心理需求，需要进行普遍性教育和训练。团体沙盘游戏辅导的教育性和发展性功能使其非常适合大学生群体。

再次，从大学生的认知特征来说，体验式的学习方式更容易对智力发展较好的大学生群体起到教育作用。大学生的认知功能良好，智力发展水平较高，理论教学方式对大学生来说难以获得深入的体验，只有身体力行、深入其中、切身体验，才能产生良好的效果。团体沙盘游戏辅导正是强调身体力行、深入其中的一种团体心理辅导形式。

最后，游戏的特征和同伴群体使大学生愿意参与其中。在团体沙盘游戏辅导中，大学生更容易卸下防御，在游戏中投射自己、深入内心，同时，更容易在游戏中与同伴群体形成良好关系，在游戏结束时，能够走出游戏，带着积极的体验和良好的关系回到生活中。同伴群体的共同参与能有效减轻大学生的孤独感，帮助大学生与他人建立连接。

那么团体沙盘游戏辅导如何应用于大学生群体呢？

大学生群体属于同质性团体，依据干预问题类型的不同，可以分为新生适应团体、人际关系提升团体、做压力的主人团体、性别角色发展团体、职业生涯探索团体等；依据干预问题的深度不同，可以分为成长性团体沙盘小组和干预性团体沙盘小组。

在形式上，大学生团体沙盘游戏辅导的应用可以是一位带领者在一个时间段内带领一个沙盘小组，也可以是多位带领者协同在一个时间段内带领多个沙盘小组。多数情况下大学生是自愿参加其中，但也有非自愿团体。

（一）单个沙盘小组

一位带领者在一个时间段内带领一个沙盘小组的模式与普通沙盘团体一致。在主题方面，依据不同的主题，带领者在沙盘导入时需介绍活动主题，如："欢迎大家来参加本次人际关系提升团体沙盘活动。本活动将以人际关系提升为目的，在活动过程中采用团体沙盘的方式进行。我们可能在活动中涉及观察和探索自己的人际关系特点、他人的人际关系特点，通过更了解和理解自己与他人的特点来获得提升。每个人的特点都具有独特的适应性，无正确与错误之分，接下来，我来介绍一下我们的活动方式……"

带领者可以根据不同的主题做不同的导入，并在活动过程中注意表现个人的特点、保持团体的非评判性，当偏离主题时带领团体回到主题上。

（二）多沙盘团体

在一个时间段内，多位带领者带领多个沙盘小组的情形适用于较大的大学生团体。当大学生普遍遇到相似的问题，如新生适应问题时，应采用多沙盘团体模式，在同一时间段内对近百名大学生开展活动辅导。

在多沙盘团体中，既可以将沙盘作为主要活动模式，也可以采用活动拼盘的方式，沙盘体验作为其中一部分。可以使用真实的沙盘，也可以使用象征性的沙盘，例如画有框架的纸张。在新生适应团体活动时，可以首先开展轻松愉快的团体导入活动，进而分组，分组后从情绪体验活动开始启动，让大学生带着情绪选择1个沙具并回到小组中，选好位置将沙具放入沙盘，并开始讨论。讨论将成为新生团体中非常重要的环节，可涉及进入新团体的不安、以往解决不安的方式。最后请新生就应对不安的方式和方法进行小组讨论，并记录小组的活动成果进行分享。

在这种类型的团体中，团体沙盘活动可以与其他团体活动形式有效搭配，促进实现更好的效果。

（三）非自愿团体

在大学生中可能会产生非自愿团体，例如，发生矛盾的宿舍成员可能组成心理咨询中心需要干预的非自愿团体。对非自愿团体开展辅导是具有挑战性的。开始工作之前，充分的准备是必要的，首先带领者应逐一与非自愿团体的参与者会谈，了解其情绪和想法，并导入团体工作的安排，调节他们的期待。

在进入团体工作之后，应积极促进安全的非评判性氛围的建构，带领者可以说："非常高兴能和大家一起进入这个团体。在生活中我们每个人都有自己的习惯和思考逻辑，今天我们一起使用沙盘，尝试退后一步用游戏模拟的方式来表达自己、观察自己，也尝试体会他人、观察他人。在游戏中我们可能会获得一些不同的体验。让我们开始吧。"

四、在教职工群体中的应用[1]

教职工包括学校的教师、行政人员、工勤人员等，其中教师占比最大。

由于教龄或担任的岗位存在差异，不同的教师群体会有不同的心理需求。

新教师群体：他们初涉社会，以新教师的身份踏入学校，在处理与学生、家长、同事和领导的关系时，总会面临许多挑战。他们的主要心理需求体现为对人际关系的适应和对自身职业生涯发展的探索。

资深教师群体：他们的心理需求更多地体现在对自我成长的思考、应对职业倦怠和人际关系的和谐等方面。

班主任群体：对一些资深的班主任老师而言，他们既要面对家长，又要面对学校领导，还要负责班级的管理，通常倍感压力。他们的心理需求更倾向于情绪调适和缓解压力。

学校中除了教师，还有行政人员、工勤人员等教职工群体。各个岗位的教职工群体各司其职，维持学校的日常运转，但是难免出现由于对彼此不熟悉、不了解而产生的冲突。如何与其他岗位的人员更好地沟通，提高工作效率，促进学校更好地发展，是每一位教职工关心的问题。

团体沙盘游戏辅导是一种心理辅导技术，它强调给参与者提供自由与受保护的空间。团沙辅导的游戏方式、团体带领者的无条件接纳态度都能让参与者放松地用沙具和沙子来塑造内心世界，表达自己，从而帮助参与者放松情绪，缓解压力。团体内个人以及个人之间的想法和感受得以在多个层面可视化地呈现出来，帮助参与者了解彼此。可将团体沙盘游戏辅导看作真实人际环境在沙盘上的演示，在创作过程中，每位参与者都想根据自己的见解和构想对沙盘进行创作，但受制于一个沙盘场面，参与者需要根据实际情况思考和调整自己在沙盘

---

① 本部分作者：梁艳，团体沙盘游戏引导师、分析师，广州市增城区石滩中学教师。

中的创作，通过参与者间的冲突、磨合和共鸣、理解，团体内形成一种默契和整合，同时参与者学会了解自己的行为是如何受别人影响以及自己的行为又是如何影响别人的，以此促进人际沟通，增进彼此的信任和理解。在团沙辅导中，参与者能够感受到作为团体一分子那种被接纳、被支持的感觉，在这种温馨的团体环境中会感到安心、踏实和温暖。参与者间形成的亲密关系使他们互相关心和彼此爱护，并体会到与人交往的快乐，从而增强在现实生活中与他人建立良好人际关系的勇气和信心。

在教职工群体中，团沙辅导有以下一些应用。

（一）教职工团沙辅导体验

招募对团体沙盘游戏感兴趣的教职工开展单次团体沙盘游戏。根据人群不同，拟定不同的团沙体验主题（如图4-8、图4-9）。

"麻辣新师"团沙体验：招募新教师，围绕"人际适应""职场发展"等主题开展团沙活动。对于新教师而言，团沙辅导可以协助他们将他们的所思所感（比如对职业的想法、对新环境的感受）更好地呈现在沙盘中，帮助他们了解内心真实的自己。在团沙活动过程中，他们也可以通过倾听他人，了解其所思所感，加深对职业的了解，学习他人的应对方式。

"前浪与后浪"团沙体验：招募新教师和资深教师一起参加团沙活动，通过团沙辅导互相了解，促使新教师在与资深教师的互动中学习经验，资深教师在与新教师的互动中感受全新思路。

"班主任有话说"团沙体验：招募班主任围绕"压力释放""情绪舒缓""人际沟通"等主题开展团沙活动。在团沙辅导的氛围中，班主任可以将工作中的压力和情绪用象征的方式表达出来，放松心情的同时，也通过象征的方式寻找问题解决策略。

"从教这些年"团沙体验：招募资深教师围绕"人际关系""职业倦怠""自身成长"等主题开展团沙活动。在团沙辅导中，资深教师能进一步了解自己的所思所感，探索未知的答案。

"学校的一分子"团沙体验：招募不同岗位的教职工参加团沙活

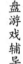

团体沙盘游戏辅导

动，在团沙辅导过程中，不同岗位的教职工可以通过沙盘、沙具展示自己的工作内容和工作特点，促进彼此相互了解，提高工作效率。

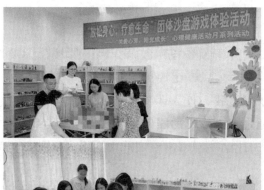
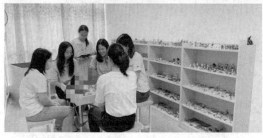

图4-8 心理健康教育活动月团沙活动

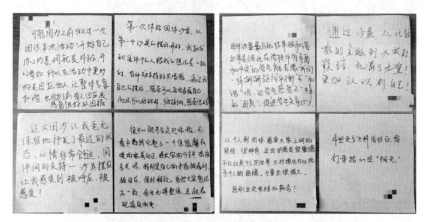

图4-9 参与教师的反馈

（二）教职工团沙成长小组

招募4～6个参与者组成一个教职工团沙成长小组，分期进行4次以上团沙辅导。根据成长目标的不同，可分为教职工情绪成长团沙小组、教职工人际成长团沙小组等；根据面向的具体群体的不同，又可分为班主任团沙成长小组、新教师团沙成长小组等。

（三）团体沙盘游戏带领者培训

针对"心理骨干预备役"教师开展团体沙盘游戏带领者培训。团体沙盘游戏在学校中广泛应用于儿童的心理教育与心理辅导，它能帮助儿童了解自我与他人，调整人际关系，缓解情绪，促进心理健康发展。通过三天两夜的团体沙盘游戏带领者培训，教师能掌握团体沙盘游戏的操作模式，并在实践中运用（如图 4 - 10、图 4 - 11、图 4 - 12）。

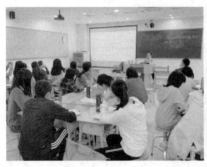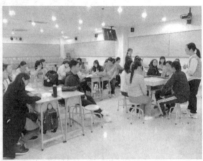

图 4 - 10　心理教师团体沙盘游戏培训

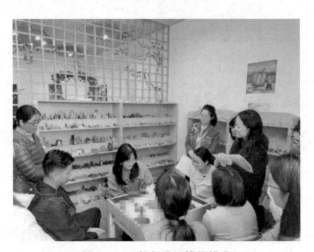

图 4 - 11　教师演示操作模式

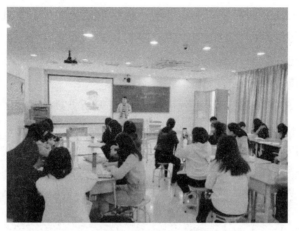

图 4 – 12　教师上课

注：梁艳、黎嫒妍、林小龙、刘秀娣老师均为学校教师，是首批团体沙盘游戏引导师。他们将团体沙盘游戏辅导应用到各自学校中，组织开展团沙活动与教师培训。

第二节　团体沙盘游戏辅导在社会、公共系统中的应用

一、在医疗系统中的应用[①]

2016 年，国家卫生计生委、全国妇联等 22 个部门共同印发我国首个针对加强心理健康服务的宏观指导性文件《关于加强心理健康服务的指导意见》，提出加强对职业人群、老年人、妇女、儿童、残疾人等重点人群的心理健康服务。妇女和儿童已被列为心理健康服务重点对象。在门诊心理咨询中，咨询者也大部分是儿童青少年和孕产妇。经常会遇到以下这样一些咨询。

儿童情绪问题和人际关系困难：小学生还不能流畅地表达自己的情绪和感受，很想交朋友，却没有找到合适的交往方式，通过打扰别

[①]　本部分作者：吕嫒，团体沙盘游戏引导师，广州爱博恩妇产医院心理咨询师。

人来引起关注。面对冲突无法处理，在学校越来越感到孤单，情绪越来越低落。遇到困难时内向不善言辞的孩子回家无法和父母诉说，只能通过外化的行为（不开心、退缩、情绪暴躁等）来表达及引起父母的注意，或者通过电子产品来寻找慰藉。

亲子关系紧张：孩子进入被喻为"心理断乳期"的青春期，这是一个处于半幼稚半成熟、既渴望独立又依赖他人的错综复杂的时期。有些家长反映，本来很听话乖巧的孩子，到了小学高年级或上了初中，越来越叛逆，一言不合就横眉冷对，谈到学习或辅导功课就"鸡飞狗跳"，进房间锁门拒绝沟通，"让我一个人静静"成了孩子的口头禅。孩子对异性有了朦胧的情感，家长既要当"知心姐姐"又不能踩雷，亲子关系出现沟通断层。

围生期情绪问题：在妊娠期，孕妇的情绪比较敏感脆弱、容易生气，常常会因为一句话、一件小事就红了眼上了心。特别是第一胎，宝妈会特别关注自己和胎儿，一点风吹草动都会特别容易精神紧张。在产后由于生理变化，两周内特别敏感，情绪波动大，受暗示性强，对家人特别是对丈夫更加依赖。

除此之外，医院的医护人员也有心理健康调适的需要。一项调查显示，90%的医护人员感到工作压力大。医护人员在工作、生活中，若持续处于压力过大又没有出口缓解的情况下，会容易产生焦虑和抑郁情绪。压力可能来自工作本身、医患关系，也可能来自家庭与工作的冲突、人际关系，在繁忙的工作之余还需要通过继续学习来提升职业技能等。上述这些是会带来压力的综合因素。

在处理儿童情绪问题、亲子关系问题、孕产妇家庭关系带来的情绪困扰、医护人员情绪问题上，相较于其他的咨询方式（如谈话），团沙辅导会更高效。精神分析观点认为，游戏替代了生活中未能实现的期待。沙盘游戏很多时候就像一些玩具的组合，它只需要参与者自由、自然地摆放沙具就可以，沙盘作品没有好坏之分，摆完之后不会有人进行评价。这样的过程可以帮助团沙参与者有效地减少防御，自然地表达自己的内心冲突，将自己应对困难时的心理状态呈现出来。

以亲子关系为例。常规咨询是对孩子开展一对一咨询，在这个基础上以孩子为主题进行家长访谈。这种情况下，孩子与家长一般不会同时到场。小学阶段的孩子，绝大多数甚至会只进行家长访谈。而团沙辅导可以在一对一咨询、家长访谈的基础上，邀请孩子和家长共同到场参与，这样有利于咨询师和来访者对整个家庭动力有更深的理解，整个家庭共同创造的沙盘作品也可以起到更好的连接作用。在青春期亲子关系咨询中，团沙辅导也可以缓冲因家长和孩子立场不同，带着情绪又针锋相对，甚至直接谈崩的情况。当然，青春期的孩子也可以进行家庭咨询，但部分青春期的孩子是拒绝与父母一起进行谈话的，这时候团沙辅导是一个不错的选择。

在医疗系统中，团沙辅导有以下一些应用。

（一）孕产期妈妈团沙辅导

团沙辅导特别适合怀孕 7 个月以下的准妈妈。对于 7 个月以上的准妈妈来说，因为团沙辅导需要围着沙盘坐，月龄较大会行动不便，在这样的情况下更建议准妈妈参加心理讲座。

（二）新手爸妈——夫妻团沙辅导

夫妻关系的和谐会带给整个家庭满满的幸福感。特别是在孕产期这个特殊阶段，孕产妇对家人在情感和生活上给予的支持会比平时要求更多，对丈夫的情感依赖度和细腻度要求也更高。

一个小生命的到来使得二人世界变成三人世界，甚至是多人世界（对于双职工家庭，或者对生活品质要求更高的家庭，还包括外公外婆或是爷爷奶奶的到来、月嫂的加入）。整个家庭结构的调整带来帮助的同时，也会出现一些新的冲突和矛盾。各自原生家庭不同的相处模式和教育方式会带来夫妻之间、老一代和年轻一代育儿观念的差异。这个时候，夫妻之间的沟通和相互理解就变得特别重要。通过夫妻团沙辅导，以轻松的游戏方式在沙盘中沟通，那些被忽视、否定、压抑的情绪能够得到自由的表达，夫妻双方也能更好地体会对方的感受。当情绪被看到、被接纳，现实的困难也会得到缓解。

（三）医护人员心理调适

团沙辅导也可以用于医护人员的自我调节与成长。一般是在同科室内进行，带领者不涉及处理组员个人的隐私和创伤，更多的是创造一种安全的氛围，组员用心去感悟共同创作的心理沙游世界（如图4-13）。当组员以团体的形式一起创作沙游作品，并不是直接用语言交流，而是用游戏的方式表达自己的内心世界，这有助于减少参加团体咨询的不安和踌躇。在一起交流的过程中发现其他组员也有类似的想法和困扰时，会引起彼此的共鸣，对事件带来的困扰更容易释怀，自我接纳度进一步提高，同时可以更好地觉察自我，倾听他人，换位思考。此类团沙辅导2~4次比较合适，不宜进展太深。

团体沙盘游戏辅导

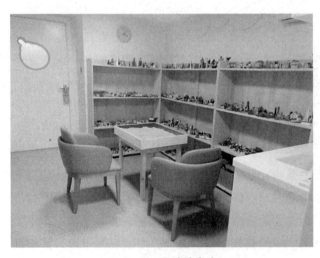

图4-13　医院沙盘室

二、在法院系统中的应用[①]

据联合国统计，近年来，许多国家的离婚率有迅速上升的趋势。美国和欧洲许多国家的离婚率长期居高不下，亚洲许多国家的离婚率

_____

① 本部分作者：吕媛，团体沙盘游戏引导师、心理咨询师。

已有接近美欧国家的趋势。自 2021 年 1 月 1 日起施行的《中华人民共和国民法典》规定："自婚姻登记机关收到离婚登记申请之日起三十日内，任何一方不愿意离婚的，可以向婚姻登记机关撤回离婚登记申请。前款规定期限届满后三十日内，双方应当亲自到婚姻登记机关申请发给离婚证；未申请的，视为撤回离婚登记申请。"

一个家庭的破裂，影响的不仅是夫妻，还有孩子。在心理咨询中，婚姻情感问题咨询占了接近一半，其中以女性为主，形成困扰的问题各不相同：有的正在遭遇婚姻危机；有的希望挽回；有的决定离婚又担心对孩子产生影响而左右为难；有的正想方设法获得孩子的抚养权；有的离婚后一直走不出来，情绪低落，后悔，想复婚……所以除了协议离婚有三十天的缓冲期外，法院在诉讼离婚中判决离婚与否、孩子抚养权归谁的问题上，也越来越谨慎。

在法院系统中，团沙辅导有以下一些应用。

现在部分法院有专门的心理咨询室和沙盘咨询室。有的是法院内部有精通心理学的法官直接对当事人进行疏导；也有的是通过与专业的心理咨询机构或医院合作，聘请心理咨询师或心理医生定向驻点，对个体和团体进行心理辅导。一般运用语言咨询、绘画、沙盘游戏等专业心理技术，通过倾诉、宣泄、放松、调整等方法，使当事人的情绪得到释放，使其打开心结。另外，由于法院受理的案件数量增长速度快，一线法官的工作压力也较大，通过心理辅导、专业讲座等方式，可以有效疏解法院相关从业人员的心理压力，调节他们的工作情绪。

（一）离婚夫妻团体沙盘辅导

在离婚诉讼中，当法官认为夫妻当事人之间还存在可以挽回的感情时，会建议双方当事人与心理咨询师见一次面，经当事人同意，通过团体夫妻沙盘的方式，由夫妻双方共同完成一个沙盘。次数通常是 1 次，用时 1.5 小时。过程中看看是否还有可协调的空间，再根据具体情况看看是否需要进行个体咨询。在这类沙盘中，会呈现出双方的关系现状和比较核心的矛盾冲突，以及夫妻对彼此的真实情感。心理咨询师会通过沙盘的呈现，提供双方当事人的状态及自己的专业意见，以供法官参考。对于离婚、赡养等家庭纠纷，有时调解比诉讼更能达到定纷止争的效果。

（二）孩子抚养权归属——亲子团沙辅导

在孩子抚养权归属问题上，除了衡量现实层面由哪一方抚养对孩子的成长更加有利之外，也要衡量孩子本人的意愿、和父母哪一方的感情更深厚。有时也会采用亲子团体沙盘辅导的方式，在征得孩子和父母的同意后，进行一次亲子团沙辅导。当父母双方不可协调、无法一起参与时，也可以单独和孩子进行个体团沙辅导，感受孩子的内在冲突和倾向。在少儿庭，有时咨询师也会出庭，当场给予夫妻当事人建议。

（三）法官团沙辅导

一线法官的压力很大，有时会遇到性格特别偏执甚至存在一些情绪或精神障碍的当事人，结束一个案子会遇到比较大的阻碍，当事人有时甚至直接对承办法官进行人身攻击。这些时候，同事间的相互支持，如在一个安全和受保护的空间里，几位同事共同创造一个沙盘作品，在沙盘中感受大家的理解和支持，对释放情绪是很有帮助的。

三、在企业中的应用[1]

团体沙盘游戏辅导由于其发展性功能、预防性功能、治疗性功能、教育性功能也常常用于企业，在企业的减压、部门协作、效率提升、工作创新方面起到良好作用。

企业是生产性单位，以效率、效益为先，企业活动以提高生产效

① 本部分作者：孟彩，副教授，心理学博士，洗心岛教育团体沙盘游戏引导师、分析师课程主讲老师。

率、提高效益为主要目标。企业的人力资源是第一生产力，对人员的选拔和任用、激励和维护是企业的第一要务。

在当前企业管理中，在人力资源方面中遇到的问题主要表现如下。

第一，人才选拔的困难。在人才选拔过程中，为了将合适的人才选拔出来，有时需要对人才的心理特征进行评估。一些人力资源部门采取职业类型测评、性格类型测评等方式进行人才选拔，但由于自评式问卷本身存在自评偏差，应聘人员存在"装好"倾向，人力资源部门对测评结果的理解有限，会导致在人才选拔过程中对人才心理特征的评估不到位。

第二，人才激励和维护的困难。信息化社会的快速发展给现代企业管理策略带来了巨大的挑战，管理策略的发展渐渐无法与现代企业的发展模式相适应。"90后"和"00后"人才进入劳动力市场后，个性化需求日渐凸显，如何吸引和留住"00后"和"90后"人才，发挥他们的积极性，激励"80后"发挥创造性，促使"70后"人才继续创造价值，是现代企业面临的巨大挑战。不仅不同时代的人才特点不同，而且根据马斯洛的需求层次理论，人才本身也具有不同的需求，内在动机差异较大。有的人才需要物质激励，有的人才需要尊重，有的人才需要自由，有的人才则需要自我实现，准确地识别人才需求，搭配合适的发展空间是现代企业管理的重要议题。

第三，降低内部沟通成本、提高外部竞争力的困难。信息化社会的发展使人与人之间的沟通变得越来越迅捷，但沟通并不一定变得更加顺畅。企业管理需要打破企业内部沟通中的墙，特别需要关注技术部门、销售部门、后勤部门等跨部门的沟通与协作。

团沙辅导能够为企业管理中的上述人力资源问题提供解决方案。首先，团沙辅导能够提供一个非评判、低社交评价的情境，员工能够在团体沙盘中投射自己的心理类型特征，有利于用人部门获取相对立体、真实、贴切的员工心理特征，有利于知人善用。其次，团沙辅导对不同心理类型的员工所体现出的优势、发展方向、动机需求能够做出较为立体的呈现，并使员工在活动过程中产生切身体验，有利于企业管理者和员工本人形成对自己动机特征的认识，形成外部激励和自我激励。最后，团沙辅导在促进人际沟通方面具有独到的优势，能够帮助企业识别沟通中的障碍，形成一致性沟通，降低沟通成本。

根据企业需要和团沙辅导的特点，企业团沙辅导的应用体现在以下方面。

（一）"人员选拔"团沙辅导

企业往往希望对人力资源部门考核过的新晋人员再次进行评估，或对储备干部、培养对象进行深入的了解，尤其希望了解人员与岗位是否匹配、人员能否完成岗位职责。这种类型的团沙辅导在开始之前需要进行充分的沟通。

首先，企业需要了解团沙辅导所能够实现的功能和难以实现的功能。例如，团体沙盘能够反馈给企业的是员工在团体沙盘辅导中表现出的心理类型特征及优势能力、适合领域，而不能报告员工在团体沙盘辅导中的个人事项及语言和行为；如员工拒绝企业了解自己的心理类型特征，则不能报告，仅能提供员工的优势能力及可能合适的大类领域。团沙辅导开始之前，应让参加的员工知晓开展团沙辅导的目的以及保密事项，获得员工本人的知情同意，并提示员工有权拒绝参加。

其次，进入团体沙盘辅导之后，须再次阐明团体目标，例如："非常欢迎大家来参加今天的团体沙盘辅导，我们今天将通过一次/几次活动来帮助大家了解自己的心理类型特征，特别是自己的优势能力，争取在工作中充分发挥自己的优势。在活动前的事先沟通中，大家已同意在活动结束后将自己的心理类型特征和优势能力向企业报告，以便企业做出更符合个人优势的工作安排。每个人的心理类型特征都具有相应的优势，在匹配的领域能发挥更大的作用。今天我们的活动是通过游戏的方式来了解自己的特征和优势，下面我来介绍本次活动的主要方式……"

最后，活动结束后，呈报给企业的内容应与事前沟通内容一致，对员工在团体沙盘辅导中表露的个人事项保密，但员工吐露自杀倾向等危及自身、危及他人生命安全、危及社会治安、危及国家秘密等法律规定需要公开的秘密除外。

（二）"协调合作"——跨部门团沙辅导

企业也可能将沟通不畅的两个部门或多个部门的人员召集起来组成沙盘团体，此时参加团沙辅导的成员已天然地分裂为几个小团体，要解决团体沟通不畅的问题需要做更深入细致的前期工作。

首先，应对即将参加活动的不同部门做详细了解，了解发生矛盾的主要问题及形式，发现矛盾的双方依然具有的对话空间、愿望和期待。

其次，调整企业的期望、参加沟通的不同部门的期望，争取成员的知情同意，促使成员的积极参与。

再次，进入团体的成员需谨慎挑选，对立情绪较大的成员应预先对其展开个体辅导，降低情绪强度之后再让他们进入团体。

最后，进入团体之后，带领者应强调共性和愿景。例如，"非常欢迎大家进入这个团体。我了解到大家是一起为企业赢得荣誉的战友，是一起为企业发展做出贡献的功臣，也将会成为未来企业腾飞的翅膀。为了成就更好的企业和更好的自己，我们今天一起通过团体沙盘游戏来对自己的优势和特点做更多的了解，毕竟知己知彼才更有利于联袂共赢"。

（三）"工作创新"团沙辅导

创新是企业的命脉，只有不断创新才能立于不败之地。

团体沙盘游戏不仅有利于个人发现自身的创造性，更有利于团体一起通过游戏的方式激活内在创造性的源泉。

以工作创新为目标的团体沙盘辅导应以"发现、探索"为目标，活动方式与其他团体相似，但应更注重赋予团体主动性、创造性，给予相应的挑战。

四、在社区中的应用[①]

自 2012 年起，广州每条街道都设立一个家庭综合服务中心，以政府出资、社工机构提供服务的形式开展服务。一直以来，社工在社区内担任着各种不同的职责，如协助居委会开展上门探访服务，为有困难者（包括独居长者、失独家庭、失学儿童、失业青年等，不限于经济有困难人士）提供个人/家庭辅导服务。由于工作的灵活性，社工可以提供直接服务、间接服务。在直接服务中社工是服务提供者（包括提供物质帮助和劳务服务、心理辅导、政策信息等）、治疗者（某些服务对象发生行为偏差时，帮助服务对象发现自己的行为问题并进行矫正、重塑）、支持者（成为服务对象积极反应的支持者、鼓励者，并根据服务对象的个人特质尽量创造条件使其能自立、自我发展）、关系协调者（帮助服务对象学习处理社会关系的技巧，协助他们处理与他人及环境的不和谐关系，建立起协调关系）、倡导者（在服务对象不知如何走出困境时向其倡导某种合理行为，并指导他们达成）。在间接服务中，社工是行政管理者、资源筹集者（联络政府有关部门、福利机构、志愿组织或广大社会群体，为服务对象争取所需资源）、政策影响者（向有关政府部门提出建议、修订和完善政策）（全国社会工作者职业水平考试教材编写组，2007）。

基于以上工作角色的多样性与工作的灵活性，加之与社区居民的接触范围广且频率高，社工很容易便能发现社区内有服务需求的人士，并主动提供个体或家庭或共同问题人士的小组性团体辅导服务。其中，针对低收入群体或资源薄弱群体的心理辅导服务尤为重要。

作为社工，在社区中常遇到的咨询可归为以下几类。

第一类是社区人际交往问题，包括人际交流沟通以及纠纷处理。在城市大型居民楼群中或众多城中村中，很多社区居民基于安全与隐私的考虑，一般都较少主动与他人建立关系。长久以来，本应是友

团体沙盘游戏辅导

---

① 本部分作者：邝素娟，社工，团体沙盘游戏引导师、分析师。

邻，却彼此成为最常见的陌生人。同时，部分社区居民不能很好地处理邻里之间的冲突，邻里之间也常会因空调滴水、厨房和厕所漏水、噪声过大以及公共空间使用等问题而结下仇怨，常需要物业、居委会及社工介入并进行调解。

另外就是单身青年交友的问题，由于工作繁忙、人际交往技巧欠缺、朋友圈子单一或狭窄，且担心网络交友存在风险，很多适婚青年没有机会认识更多的同龄人，年过 30 还找不到合适的恋爱或结婚对象。

第二类是情绪压力问题。社区中的成人在工作中不能处理好自己的情绪，凡事囿于自己的框架，做决定时自我限制；在生活中意识到孩子身上的缺点就是自己的缺点，但是很无奈，自己也在寻求解决办法；同时发现自己存在沟通和职业技能方面的很多缺陷，心里有很多话不能表达出来，时间久了自己也很压抑。而对于青少年群体来说，大部分青少年因怕父母担心或责骂，在学习上产生压力一般只会找同学或朋友倾诉，或用睡觉来进行冷处理，或通过其他情绪宣泄手段甚至暴力手段，而没有更多、更有效的宣泄方式。

第三类是亲子教育与相处问题。亲子之间往往因为孩子的行为问题、学业问题等而产生冲突。孩子认为父母不能理解他们的想法，也不能尊重他们；家长则反映孩子只活在自己的世界中，从自己的角度看问题，往往只考虑自己，不考虑家长和别人的感受，家长教导劝解多次，效果甚微，久之失去耐心。家长和孩子相互抱怨，谁也不能理解谁，孩子很压抑，不能充分表达自己，亲子关系紧张。

第四类是自我成长问题。由于工作与生活中的紧张情绪与压力，加之年龄增大、运动量减少、爱好单一，很多社区居民产生较多的苦闷与消极情绪。社区居民大多以睡觉为主要休闲方式，其次是通过观看电视广播节目或玩网络游戏等来进行娱乐，久而久之脱离现实社会与生活，并在社会化进程下产生自我成长中的怀疑与苦闷，无法缓解。

第五类是特殊人群社会适应问题。比如刑满释放人员在社会中是一类困难群体，出狱后他们将会面对的挑战包括：与家人关系的修复，由于多年没回家，与家人的关系生疏，特别是多年没见面的夫妻、亲子，需要重新适应与磨合；如何更有信心地面对社区居民对其过去经历的认知；再就业的歧视，由于留有案底，无法再从事某行业，要面临再择业、再就业的多重困难，还可能会被用人单位歧视等。有些入狱时间超过十年的人，还要解决重新适应社会变迁带来的新问题，如智能手机的使用、社区环境的改变、交通工具的乘坐等。

在社区中组织团体沙盘游戏辅导活动能为社区参与者提供社区层面的交流平台，提供彼此认识与交流的机会，创造共处一室的体验，打破社区居民之间的隔离与疏远。在沙盘中，参与者除了进行语言交流之外，还可以进行非言语沟通，例如参与者在活动过程中可以利用动作、表情等，以多种形式表达自己的想法。团沙辅导为参与者提供了了解自己及他人的契机，让参与者学会觉察自我的行为与表达模式，提升个人社交技巧，促进个人成长。团沙辅导能协助团体中的参与者发现他人的特点，为团队建设与成长创造模拟情境，在人际交互作用下，促进团体从冲突走向融合，实现团体与团体成员的共同成长。

团沙辅导在社区中有以下应用。

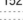

团体沙盘游戏辅导

（一）社区团沙辅导体验

招募对团体沙盘游戏感兴趣的成人、儿童开展团体沙盘游戏体验活动。根据目标的不同，拟定不同的团沙体验主题，如："孩子，我想向你介绍一下我自己"（针对亲子关系）；"你好，我的邻居"（针对邻里人际关系以及沟通交流问题）；"恋爱与婚姻"（针对依恋关系以及爱恋关系）；等等。

此外，也可以根据招募群体的不同，拟定不同的团沙体验主题，如：亲子团体沙盘游戏体验、家长团体沙盘游戏体验、职工团体沙盘游戏体验、单身人士团体沙盘游戏体验等。

（二）社区成人团沙成长小组

招募4~6个参与者组成一个成人团沙成长小组，进行4次以上团体沙盘游戏辅导，主题如下。

邻里人际关系沙盘：在该主题下，参与者在沙盘中构建出理想型社区。通过沙具的选择与摆放位置，将社区愿景以沙盘模拟的方式具体地呈现出来。让参与者在多次体验中直接了解到团体中每位参与者在社区中所扮演的角色。随着体验的深入，每个参与者都能够明确自我和他人的角色，包括认识到哪些成员是愿意为构建和谐社区而出力的领导者、协调者、资源提供者等，进而将这些体验迁移到实际工作和生活当中，应对社区挑战。

刑满释放人员团沙小组：在社区内招募 4～6 名刑满释放人员，以"更好的未来"为主题，参与者在沙盘中构建出未来美好的生活画面。通过沙具摆放和与其他参与者沟通，模拟体验并练习与不同的人相处、在不同的情境中与他人相处，当矛盾出现时学习觉察自己与他人的情绪、行为。让参与者在活动过程中学习与他人相处的技巧与方法，提升他们在现实生活中与他人接触、交流的信心，尽快地适应回归社会的生活，为创建美好的生活打下良好的基础。

单身男女团沙小组：招募 4～6 名成员组成单身青年交友小组，条件可以是：22 岁以上单身男女各两三名，男女比例 1：1，年龄差距在 10 岁以内。参与者可以通过观察参与者选择的沙具及其摆放位置来辨别团体中哪些人与自己的兴趣爱好相符、性格类型适合自己，从而在多次沙盘游戏中以语言与非语言的交流方式来印证自己与对方是否可以建立朋友或恋爱关系，为接下来进一步发展关系提供重要的参考依据。

（三）亲子团体沙盘辅导

招募一个家庭中的 2～4 名成员（包含儿童）组成一个亲子团沙辅导小组。亲子关系不是通过单次团体沙盘游戏体验就可以改善的，至少需要进行 6 次。对于有自己的想法但不敢向亲人表达的家长与孩子来说，亲子团沙是一个很好的表达途径。以亲子沙盘游戏的方式，让亲子间可以更安心地表达自己对当下情境与问题的态度与想法，从而增加亲子间的话题，提升亲子间的关系。同时，在这个可安心表达的环境下，亲子间更能公平地、多维度地、设身处地去看待问题。当遇到困难时，一方可能会以团沙的某个相似场面来判别对方的反应与行为，从而提前做好相关的心理准备，为与对方协调或应对接下来要发生的事做心理铺垫。

（四）社区儿童团沙成长小组

招募具有同一发展目标的儿童或来自同一个社区的儿童，组成一个儿童成长小组。儿童在相互之间的互动与表达中，觉察自我和他人的感受与特点，找到应对问题的有效策略，并在团体内构建起良好的人际关系，为其在实际生活中的应用打下基础。当儿童在学校或家庭中遭遇各类型问题时，可以将沙盘中类似场景的经验迁移到实际生活中，做好心理准备，并找到处理方式。

五、在心理咨询机构中的应用[①]

《2020 大众心理健康洞察报告》显示：在接受收费心理咨询的来访者群体中，求助于心理咨询的前五大类问题是：（1）情绪压力类（77.54%）；（2）个人成长类（58.16%）；（3）亲密关系类（48.66%）；（4）人际关系类（34.13%）；（5）家庭关系类（34.21%）。求助于心理咨询比较常见的三大群体包括"职场人群""青少年群体""妈妈群体"。[②]

在心理咨询机构中，咨询师也经常遇到如下这样一些咨询。

儿童人际关系问题：孩子在学校总是情绪不好，经常不能很好地处理与同学的冲突，长久以来，孩子没有朋友。孩子很无助，也很孤独，家长也不知道如何帮助孩子。

亲子关系紧张：家长反映青春期孩子只活在自己的世界中，从自

团体沙盘游戏辅导

---

① 本部分作者：王万吉，青少年心灵成长中心首席咨询师，东莞市心理咨询师协会实践基地负责人，团体沙盘游戏引导师、分析师。

② 2020 大众心理健康洞察报告．（2021 - 01 - 12）［2022 - 09 - 30］．https：//www.jiandanxinli.com/public/2020/？utm_source＝weixin&utm_medium＝jdxl&utm_content＝report2020.

己的角度看问题，往往只考虑自己，不考虑家长和别人的感受，家长教导劝解多次，效果甚微，久之失去耐心；孩子也同样反映家长不懂自己。家长和孩子相互抱怨，谁也不能理解谁，孩子很压抑，不能充分表达自己，亲子关系紧张。

成人人际沟通问题：在工作中，不能处理好自己的情绪，凡事囿于自己的框架，做决定时自我限制；在生活中，意识到孩子身上的缺点就是自己的缺点，但是很无奈，自己也在寻求解决办法；同时发现自己也存在沟通和职业技能方面的缺陷，心里有很多话不能表达出来，时间久了自己也很压抑。

不难看出，在心理咨询机构中，情绪压力、人际关系、个人成长是当之无愧的高频词。

作为一种心理辅导技术，团体沙盘游戏辅导能帮助参与者在团体中看见自己与团体的差异性，了解自己，发现自己；找到合适的方式表达自己，聆听和感受别人，调整改善与他人的关系，学习新的态度与行为方式，从而达到改善人际关系、促进个人成长、缓解情绪压力的效果。特别是针对人际关系，团体沙盘游戏辅导比个体辅导更有优势，因为人际关系是存在于团体当中的。可将团体沙盘游戏辅导看作真实人际环境在沙盘上的演示，在形成共同画面的过程中，每位团沙参与者对画面的具体内容都有自己的想法和要求，但受制于共享同一个沙盘，团沙参与者需要根据团体规则改变和协调自己的沙盘创作方式，这一过程激发了团沙参与者之间的协商处理和共情同感，团体心理场开始发挥作用（徐洁，张日昇，2007）。

在心理咨询机构中，团沙辅导有以下这样一些应用。

（一）团沙辅导体验

招募对团体沙盘游戏感兴趣的成人、儿童开展团体沙盘游戏体验活动。根据目标的不同，拟定不同的团沙体验主题，如："孩子，我想向你介绍一下我自己"（针对亲子关系）；"职场，想说爱你不容易"（针对职场人际问题）；"当考试来临时"（针对考试焦虑）……

也可以根据招募群体的不同，拟定不同的团沙体验主题，如：亲子团体沙盘游戏体验、家长团体沙盘游戏体验、职工团体沙盘游戏体验等。

（二）成人团沙成长小组

招募 4～6 个参与者组成一个成人团沙成长小组，进行 4 次及以上团体沙盘游戏辅导。根据成长目标的不同，可分为以下两类。

成人情绪成长团沙小组：在团沙辅导过程中，参与者通过表达自我感受、倾听他人感受，更好地觉察自身情绪，并以游戏的方式释放压力。

成人人际成长团沙小组：在团沙辅导过程中，参与者通过表达自我的想法、倾听他人的想法，觉察到自我与他人差异，觉察产生人际冲突的原因，并在团体的作用下，探索新的问题处理方式和问题解决方法，并加以运用。

根据面对的具体群体不同，又可以分为家长团沙成长小组、职场团沙成长小组等。

团体沙盘游戏辅导

（三）家庭团沙成长小组

招募 1～2 个家庭的 3～6 人组成家庭团沙成长小组，进行 4 次及以上团体沙盘游戏辅导。根据成长目标的不同，拟定不同的团沙体验主题，如："我心目中的你"（家庭成员了解自己在对方心中的印象）；三个我："过去的我、现在的我、将来的我"（家庭成员彼此了解对自己的评价和期待）；"我的爷爷、奶奶"（传承家族优秀品质）；等等。

（四）儿童团沙成长小组

招募对团体沙盘游戏感兴趣的儿童开展团体沙盘游戏体验活动。根据目标的不同、年龄的不同，拟定不同的团沙体验主题，如："我遇到困难时的样子"（了解自己如何处理问题，提升问题处理技巧）；"我的里程碑事件"（帮助孩子提取自己身上的优秀品质）；"我心中的自己"（了解自己）；"我想跟你交朋友时我会做些什么"（帮助孩子提升人际交往能力）。

第五章　团体沙盘游戏辅导案例

第一节　有宿舍矛盾的大学生团沙辅导 *

一、团沙参与者的基本信息与诉求

（一）团沙基本设置

某大学心理咨询中心发现一段时间以来宿舍矛盾与冲突高发，于是开设宿舍人际关系提升团体沙盘辅导活动。共招募 5 人组成团体，每周开展一次活动，共 6 次，每次 1.5 小时，参加活动无须缴费，感兴趣的同学填写报名表自由报名。

（二）团沙目标

促进每位成员觉察、识别自己和他人在团体中的交往模式；促进每位成员理解、调适自己在团体中的交往模式；帮助成员发现自己对团体和他人的贡献；帮助成员以自己的方式表达不适与拒绝。

（三）团沙成员筛选

被诊断为有障碍性心理疾病的同学，为其提供个体咨询，不予入

　　* 本节作者：孟彩，副教授，心理学博士，洗心岛教育团体沙盘游戏引导师、分析师课程主讲老师。

组；对于不能 6 次活动均参与的同学，予以排除；对于排斥人际交往、对人群感到不适的同学，不予入组；对于正处于急性创伤或高度情绪紧张状态下的同学，不予入组。

（四）成员基本信息

成员均为大学在读学生，5 名成员均为女性，大一的 2 名、大二的 3 名；2 名成员属相同专业不同班级，其余为不同专业；年龄均在 18～21 岁之间。

（五）成员诉求

1 号成员是大一新生，来自城市，这是第一次住集体宿舍，不适应宿舍多人居住，为生活习惯不一而苦恼。

2 号成员是大一新生，来自农村，初中和高中时都住过宿舍，进入大学后在宿舍乐于助人，但发现自己几乎承担了宿舍所有的卫生工作，感到累且委屈，又不敢拒绝。

3 号成员是大二学生，来自城市，希望与宿舍同学有良好的关系，但她不知如何去做，入校一年多了仍然独来独往，宿舍的热闹与她无关。

4 号成员是大二学生，来自城市，喜欢打游戏，常和同学联机打游戏。联机打游戏的舍友换了专业、调了宿舍，现在宿舍无人与其联机打游戏了。她还发现舍友已纷纷成为好友，自己落单了。

5 号成员是大二学生，来自农村，为人开朗活泼，和谁都谈得来。她把一位同学告诉她的事情当成不重要的内容告诉了别人，被同学认为是故意泄露，引起宿舍同学反感，她希望改善二人的关系，改善同学对自己的看法。

（六）知情同意

成员均签署了团沙辅导知情同意书与伦理守则。

团体沙盘游戏辅导

二、团沙辅导过程

（一）团沙辅导活动整体安排

团沙辅导的整体安排采取团沙中的投票制、特权制、主题式与非主题式模式，为增强团体的动力、增加活动的挑战性和趣味性，不同模式交叉进行，具体安排如表5-1所示。

表5-1　不同轮次的活动安排

活动轮次	团沙模式	操作程序	活动目的
第一次	无主题投票制	团沙中的投票制	促进相识，启动团体
第二次	有主题投票制	主题为"人群中的她"团体沙盘中的投票制	1. 觉察自己与他人的人际吸引特点 2. 促进成员发现不同的人际吸引模式
第三次	无主题特权制	团沙中的特权制	1. 在规则中深化彼此的认识 2. 体验规则带来的保护与限制
第四次	有主题特权制	主题为"相处的那些事儿"团体沙盘中的特权制	1. 关注相处过程中的体验和情感，促进反馈与理解 2. 促进表达与宣泄
第五次	有主题无规则	主题为"合而不同"无规则是指：无放沙具的顺序规则，但需遵守基本沙盘设置，如不拿走别人的沙具、每次只放1个沙具、不调整他人沙具的状态、沙具放下之后不可更改；团体形成主题	1. 强化对相处的思考 2. 促进既相互连接又彼此独立 3. 带着收获预备分离
第六次	无主题无规则	无规则是指：无放沙具的顺序，且需遵守基本沙盘设置，如不拿走别人的沙具、每次只放1个沙具、不调整他人沙具的状态、沙具放下之后不可更改；团体形成主题	1. 体验分离 2. 带着祝福分开

（二）团体活动过程

1. 初次团沙辅导

带领者的介绍、成员各自的自我介绍结束后，团沙辅导开始。

第一轮，1 号选择了《海贼王》中的乔巴沙具并将其放在沙盘左侧靠近中心的位置，面向其他成员；2 号选择了一个灯塔沙具放在咨询师方向的沙盘角落；3 号放了一棵椰子树沙具在自己面前；4 号放了两条红色小鱼沙具在自己面前；5 号放了一个祈祷着的女孩沙具。

1 号：我很喜欢乔巴，我的床上就有一个乔巴玩偶，所以拿了乔巴。

2 号：我觉得灯塔代表希望，我很喜欢。

3 号：不知道放什么，就觉得这棵树绿绿的，放在沙子上也挺衬的。

4 号：两条红色小鱼做个伴吧，免得平平淡淡怪无聊的。

5 号：这个祈祷的女孩在祈祷世界和平。

第一次采取投票制，在投票环节，团体投票做了两个调整。第一个调整是 1 号提出把乔巴放在了灯塔下面，理由是"乔巴是在一座城堡附近遇到自己的伙伴的，应该放在一个建筑物旁边"；第二个调整是 5 号提议把椰子树放在女孩旁边，理由是"女孩在椰子树下祈祷，颜色很搭，意境也很美"。

在第一次游戏的第二轮、第三轮、第四轮、第五轮中，1 号活泼天真的性格逐渐显现出来，她依次摆放了动漫人物樱桃小丸子、蘑菇、帆船、房子；2 号勤劳隐忍，她依次摆放了桥、小狗、珊瑚、花朵；3 号放了石头、钢琴、小汽车、栅栏；4 号放了水草在小鱼旁边、球、踢球的小男孩、狮子；5 号放了巫婆、苹果、草地、医生。

在团沙辅导过程中，1 号呈现出游戏的、探索的状态，比较轻松地进入团体沙盘，在分享的时候能感受到 1 号由沙盘触动的丰富想象；2 号态度比较谨慎，总是询问带领者是否可以拿某个沙具，她担心打破规则；3 号似乎在自己的状态里，感受着自己，用栅栏保护着自己；4 号在团体中是具有活力的，她希望活动起来；5 号在建构一个故事。

在就调整发言阶段，3 号是较少发言的，当 5 号提出她放的栅栏"挡住了小汽车，栅栏放在狮子前面更好"的时候，3 号只是说"不会挡住，这是家，汽车不用进来"；4 号说"我放狮子是代表游戏的精神，勇猛的意思，又不是要吃人"；1 号在发言环节更多地表现出"狮子挺好的，不用害怕吧"；2 号说"我觉得挪和不挪都行，但是栅栏既然放在这里，应该是有道理的，还是不挪吧"。最终团体决定不对栅栏进行调整，5 号仍然表示"我还是觉得不舒服"。

在第一次团体沙盘活动的最后分享回顾环节中，成员的发言如下：

1 号说："这个游戏挺有意思的，我还挺喜欢的，投票环节还挺刺激的。"

2 号说："我觉得我和 3 号有点像，但是我常常不敢说我的想法，我常常觉得都行，不像 5 号和 4 号很有想法。"带领者询问："你是说你不知道你的想法吗？"2 号说："我觉得我的感觉不明显，说不上来，好像有一点。"带领者说："我非常希望你能多说一些，多一点时间去感受，但我们今天需要在这里停下，接下来的活动里，我们一起试着感受更多。"

3 号说："我觉得大家的理解都不一样，我想多看看再说。"

4 号说："要有点趣才好玩，一起打打游戏、踢踢球多好，不一起玩怎么知道好不好玩？"

5 号说："我想让大家都安安全全的，现在觉得大家都挺安全的，我也就放心了。可能我自己太担心了吧。我觉得 4 号的想法挺好的，一起玩挺不错。"

第一次团沙辅导是一个开始，成员刚刚开始相互认识和熟悉，处在谨慎和防御当中，同时带着以往生活中的顾虑和担忧进入团体。带领者在此时需要以非评判的态度促进成员的参与和分享。

2. 团体发展过程

经过四次游戏后，5 名大学生在团体中都能较为自在、自由地使用沙具、沙盘来表达自己。团体凝聚力发展到顶峰，出现了成员间的默契。例如，当3号摆放一个沙具的时候，2号会在旁边放一棵小花或一个小人；当4号摆放一个好玩的僵尸时，1号会放另一个沙具一同搞怪；5号一开始就显得像个懂事乖巧的大姐姐一样，希望保证大家的"安全"，渐渐也开始活泼起来，会摆放一些好玩的东西，挖一下河，和大家玩在一起。

第五次团沙辅导后，团体即将结束。第五次活动主题为"合而不同"，采取有主题、无规则的方式。无规则是指遵守沙盘游戏的基本规范，而不采用投票制或特权制的方式。

第五次团沙辅导第一轮摆放情况如下：

1号放了陶瓷小乌龟；2号放了伏羲女娲；3号放了一枚古钱币；4号放了一个戴面具的搞笑僵尸；5号放了石敢当（两只石头狮子各在一块石头两侧，中间写着"石敢当"）。

1号说："小乌龟好可爱，我想让它慢慢长大，还有一个壳可以保护它。"

2号说："合而不同，我想说不同的东西也有相同之处吧，这个沙具有两个人，下面的尾巴缠在一起，很合主题。"

3号说："我想有很多钱，这个代表很多钱，有钱就可以做很多事情。"带领者问："你希望做很多事情，你可以说一说是什么事情吗？"3号说："可以和朋友到处去玩，还可以请人去做自己不愿意做的事情，负担轻一些。"

4号说："虽然这是个僵尸，但是它的心地不坏，你看它的笑脸多可爱。"

5号说："我觉得这两只狮子在一起特别好，陪着对方，'合而不同'我喜欢合。"

第一轮摆放结束后，1号和5号彼此感觉到所选沙具材质类似、都是动物，非常可爱；2号注意到4号的僵尸很可爱，也有点可怕，感觉也是在说"合而不同"。调整环节的结果是将5号放的石敢当从沙盘的左下角挪到了中间的位置，调整的原因是"石敢当感觉就应该放在中间"。5号感觉"挺好的，原本想放中间，但是担心妨碍大家。

4号提出来调整的时候，觉得挺好的"。

经过五轮摆放之后，形成了这样的沙盘画面：1号放了绿色脑袋的小僵尸、罗马狼、太阳、彩虹；2号放了士兵、图书馆、骆驼、打开的白色的书；3号放了天使、小黄人、螺、怀表（挂在伏羲女娲沙具上）；4号放了鹰、一盘烟、（弃权一次）、动沙（船下挖出蓝色）；5号放了大白、橘色史努比、船、沙漏。

在第二轮摆放中，2号放了一个士兵在4号的僵尸面前，说"僵尸有一点危险，士兵可以保护大家"。在这一轮调整时，团体投票将士兵放在伏羲女娲旁边，2号感到委屈，说"我放士兵是为了保护大家"，其他成员表示"僵尸并没有什么危险"，4号说"僵尸不是出来害人的，就是出来玩一下"。

第五轮摆放结束后的画面如图5-1所示。

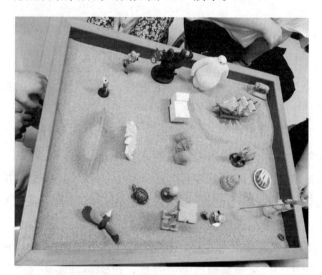

图 5-1　第五轮最后一次沙具摆放情况

最后团体的讨论如下：

1号说："我发现我放的沙具在沙盘的几个地方都有，我放这个绿色的僵尸是想和4号的僵尸呼应，不一样的僵尸可以一起玩，太阳和天使在一起很配，太阳照着的斜对面是彩虹。我放的沙具色彩都很好看，我喜欢亮色。"

2号说："我刚开始是跟主题走，后来发现每个人理解的主题都不一样，我就跟着我的感觉走了。大白往这里一放，和伏羲女娲形成一黑一白。看着这个盘，我觉得很安心。彩虹，还有打开的书上面还有鸽子，特别好的感觉。"

　　3号说："我就自己在我这个角落里放东西，1号放了太阳的时候我觉得很温暖，后来我也放了一个怀表挂在伏羲女娲上，觉得挂在那里还挺好玩的。"

　　4号说："我放的和大家放的好像都没什么关系，但我觉得也有关系。要是大家一起玩嗨了，船可以远航，向着希望远航。"

　　5号说："我觉得时间过得好快，快结束了。没想到3号放了钟表，我放了沙漏，3号说自己在一个角落里，其实我觉得她一直在积极关注大家，这种默默的陪伴我还挺喜欢的，就像史努比和小黄人。"

三、参与者的反馈及带领者的感想

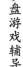

团体沙盘游戏辅导

　　一共经过六次游戏，团沙辅导结束时，回顾六次游戏的经历，各成员做了如下反馈。

　　1号认为："我本来是想玩一下，想知道团沙是干什么的，没想到在这里认识了大家。我进入大学之前，没住过宿舍，一开始大家还帮我、教我洗衣服什么的，后来有同学开始嫌弃我，好些小事情我没注意，总是被说，我很不开心。来这里我也担心被讨厌，但是大家并没有讨厌我，我觉得很开心，很愿意和大家一起。"

　　2号认为："这几次游戏中，我觉得我从一开始有点小心谨慎，不敢说我的想法，后来越来越敢多说一点，也觉得其实在这里说什么都还好，我说出我的想法不会伤害到别人，觉得放心了不少。"

　　3号认为："2号说的我也有点感觉，我也怕我说到什么让别人不开心，就愿意多自己想、自己待着后来发现大家其实互相照顾，之前1号放一个小人在我那个房子旁边，我觉得挺好的。我好像是个安静的人，不是不喜欢和人相处，只是喜欢安静地相处那种。"

　　4号认为："我发现相处有很多种吧，不同的相处感觉不一样，但都挺好。挺新鲜的感觉。"

5号认为："这个沙盘和我想的不一样，我以为是大家一起商量好弄一个东西，没想到是不商量的。每个人表达自己想法的方式都挺特别的，我觉得按自己的想法来想别人其实可能是错的，也会让自己有好多顾虑。我觉得我应该多问问人家想怎么做。"

六次活动之后，5名女生都有一些不同的感受，从一开始进入团体沙盘时的小心翼翼、担心做错或戒备防御，到慢慢能够真诚自由地表达自己，她们都有一些体验和改变。

带领者感受到：1号是一个天真活泼的姑娘，在这次团沙辅导中主导功能主要是外倾直觉，表现为想到什么就做什么，没有固定的章法，以游戏好玩作为防御手段，较少顾及他人的感受，较少将向内的感受表露出来；在团沙辅导后期，1号渐渐有一些向内的感受，并表达出来。2号是内倾感觉主导的，较为内向，由于以往的生活经验，对周围环境有较多的关注，照顾他人的需要较多；在团沙辅导后期渐渐能够表达自己和体验自己，发展了内倾感觉的功能和内倾情感的功能。3号是内倾思维主导的，显得情感反应较少，向内的思考较多；在团沙辅导后期，能够发展一些直觉功能，渐渐活泼起来，和团沙成员有一些活泼的互动。4号是内倾直觉功能主导的，且内倾和外倾方面较为平衡。直觉功能略占优势，外倾思维功能也有一些表现，表现为时常有一些搞怪好玩的举动，会关注整个沙盘的趋向而做一些调整，在团沙辅导中，4号显得具有活力，产生了一些领悟，在感觉功能上有所发展。5号是外倾情感功能主导的，且情感功能更为明显，在团体沙盘中5号时常留意是否对他人产生妨碍并尝试不妨碍别人；在团沙辅导后期5号感觉到有一些放松，放松了对以往人际困扰的在意。

团体沙盘对成员扩展认识、从不同的角度看问题具有促进作用，也能帮助成员缓解现实困扰并降低情结强度，但每个人的收获依然受到多种因素的影响。

第二节　单身青年人际交往团沙辅导 *

一、团沙参与者的基本信息与诉求

笔者所在的社工服务中心在 2019 年对 96 名在职青年的调查数据显示：被访青年的压力源中，工作占 72.92%，经济占 52.08%，人际交往占 40.63%，单身占 40.63%，婚恋占 26.04%。由此可见，除了工作及经济压力外，人际交往及单身、婚恋也成为青年重要的压力源。压力所致的最直接负面影响，情绪占 69.79%，工作占 41.67%，身心健康占 40.63%。遇到压力时，80.21% 的青年通常会首先求助于朋友、同事、同学，其次求助于家人；处理压力的方式，睡觉占 44.79%，顺其自然占 39.58%。52.22% 的被访青年表示有学习人际交往技巧的需求。以回家休息为休闲娱乐方式的占 62.5%。综合上述数据，辖区内被访在职青年有人际交往及婚恋压力，有学习舒缓压力和提升人际交往技巧、拓展休闲娱乐方式的需求。

团沙辅导是一种团体性的活动，可以认识新朋友或让认识的人互相增进了解。在团沙辅导过程中，使用沙子与沙具来创作心中想呈现的画面，以这种跳出现实生活的沙盘创作游戏为媒介，参与者能够有一个认识自己、聆听别人，从而理解别人行为背后的动机的机会，有助于参与者学到人际交往技巧。由于人数限定 4～6 人，时长为 90 分钟，参与者可以有更多的时间和机会在团体中找到与自己性格或想法契合的人。

本案例的团沙辅导为单次体验式活动，参与者为三男三女，以拓展人际交往与学习人际交往技巧为目标。

活动前的 MBTI 个人自测结果如下：

内外倾：全部为 I（内倾）

团
体
沙
盘
游
戏
辅
导

---

* 本节作者：邝素娟，社工，团体沙盘游戏引导师、分析师。

感知方式：五名为 N（直觉），一名男性为 S（感觉）

判断方式：T（思维）与 F（情感）各占 3 人

年龄在 24～34 岁之间，职业各不相同。

二、团沙辅导过程

本次团沙辅导以投票制的形式开展，共进行六轮，总时长为 90 分钟。抽签的结果很有意思，刚好是 1、3、5 号是男性，2、4、6 号是女性。

1 号参与者在这次团沙辅导中的体验效果较好。但对比起其他参与者，他的打分是最低的。因为在六轮游戏中，他摆放的 6 个沙具有 3 个被其他参与者调整了位置，分别是第一、二、六轮。巧的是，1 号刚好与其他参与者的感知方式不同（其他参与者为 N，1 号为 S）。

第一轮，1 号放了小狗，2 号、3 号认为狗与人的距离较远；在 2 号的提议下，小狗被调整到 4 号放的大手里趴着一个人的沙具旁。1 号认为狗是人类忠实的朋友，调整到人的旁边后感觉更好；4 号认为调整位置后是和谐的画面；5 号则认为狗未与人面对面，狗有点寂寞。在第一轮摆放中 1 号对位置的调整感受还好（如图 5 - 2）。

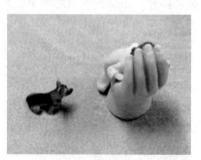

图 5 - 2　小狗　手掌　人

第二轮，1 号最后一个摆放沙具，他将蟹摆在自己面前。4 号认为可以调整到 2 号挖出的河旁边，除了 5 号没有表示意见外，其他参与者都赞成。1 号表示只能少数服从多数，最终屈服。最后 4 号把蟹放到 2 号前面（如图 5 - 3）。

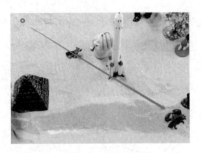

图 5 - 3　蟹的挪动

　　第四轮，1 号放的椰树还是被 2 号提出要调整，但是因为这不是情感上的需要，且大家都认为这里是沙滩，椰树也没有必要放在水边，2 号的提议没有得到大家的认同，没有调整成功。

　　第六轮，1 号摆放了一个女人的沙具，称其是一个女强人，在海滩一边工作一边用余光看着远处的（3 号在第三轮放的）父子玩耍，1 号认为这是一家人，这位母亲有种居高临下、监督着父子玩耍的感觉。2 号认为在现在这个位置母亲的余光只能看见父子的背影，提议把她移到伞下；3 号、4 号、6 号都同意把母亲移到伞下，但 4 号担心 1 号的心情；1 号表示不同意，他认为就是要这种远远看看他们的背影与海的感觉，5 号也表示不同意移动，认为现在的风景挺好，一家人都看向远方。但少数服从多数，最后是 6 号把母亲移到伞下，移动后她表示画面很顺眼，女人在老公的旁边而不是在老公的后面（见图 5 - 4）。

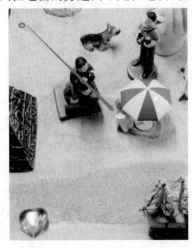

图 5 - 4　"母亲"的移动

三、参与者的反馈及带领者的感想

根据参与者填写的《团沙辅导反馈表》，此次团沙辅导效果较好。大部分参与者都认为他们的想法/感受能够表达，并且被倾听；超过半数的参与者认为团沙辅导对他们的人际关系有所启发；团沙辅导促进了参与者个人对团体中他人的接纳。本次团沙辅导起到的作用如下。

（一）从促进成员对觉察自我与他人、调整关系方面来看

1号表示经过这次团沙辅导，他有种"与所有人都对着干的感觉"——他放的沙具，有一半是被调整过摆放位置的。他认为2号考虑得太过全面了，感觉自己的行为没有被理解。他以前更多地考虑客观事物，现在反观自己，觉得应多关注自己的情感需求，让自己开心舒服，除了关注现实环境外还要关注情感和内心世界。其实，4号是关心他的感受的，在第六轮当多数人都想把母亲沙具移到伞下时，4号虽然也是同意者，但她提出她担心1号的心情。母亲沙具被调到伞下后，6号与多数人坚持要移的想法，并做了解释。因为在1号的眼里，这个母亲是在父子的背后边工作边远远地监督他们玩耍的女强人，这样的位置与解释让情感型参与者受不了，所以多数人希望让母亲与父子的距离拉近，让家人可以在一起。小狗的位置也是，当时1号也认同狗与人距离近些会更好。他理解了这份情感支持，只是第六轮他自己还未察觉到这一点。在最后观看整个沙盘时，他稍稍改变了一下自己的位置，并说现在看到了一家人温馨的画面。

5号在本次团沙辅导中沙具被调整过两次，分别是第四轮的和尚与第五轮的棋盘。在1号放的椰树未调整成功后，6号提出5号放的和尚可以移到趴在大手上的女孩的身边，让女孩看到和尚。5号有自己的坚持，但多数人还是同意6号的提议，所以和尚便被调整到与女孩对望的位置。在第五轮2号提出把5号放的棋盘移到树下，得到了另外三名参与者的同意，5号也表示可以移动，在移动

前 2 号征询了 5 号的意见并邀请 5 号进行操作。也许是经历了这两次沙具的调整，5 号很能理解 1 号沙具被调整的心情，所以在第六轮他放了一个灭火器到 1 号的面前，以表达其想让 1 号消消气及同理之心。

4 号表示经过这次团沙辅导后，她觉察到要留意每个人的特点，针对特点与人交流。她以前只会考虑现实环境，往后会更深入地思考，在冲突发生时，学会求同存异、多倾听。

3 号以前更注重的是人际关系，在这次团沙辅导中，他学到其他参与者身上的优点，如天马行空的思维、理性、大格局、超前规划、别出心裁等。同时，他了解到人的思考分理性的表达和感性的思维，发现自己身上的一些不足、需要改进的地方。过往与他人发生冲突时，他在很多时候都是忍让和妥协，此次团沙辅导给他的启发是要勇敢表达自己的想法，大声说出自己的意见。

（二）从发展能力方面来看

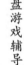

1 号表现出来的是 ST（感觉思维型），在团沙辅导过程中，他具有敏锐的观察力，以追求快乐为主。2 号在第一、二轮中提出的调整内容，他能够观察到其中的原理，并在接下来的第三、四、五轮中尽量避开；但在第六轮中，由于缺乏情感的考虑而再次导致大家不舒服。在环视沙盘与讨论环节中，他能够觉察到自己欠缺情感方面的思考，表示往后要多从情感的角度去思考问题。

2 号表现出来的是 NT（直觉思维型），是团沙辅导过程的开创者、推动者。她重视逻辑而非感情，善于经营与管理，但不善社交；经常会基于自己的原则去质疑对方，倾向于认为对方是错的；常会压抑、低估或忽视那些不符合自己逻辑思维判断的情感体验。如前面所言，2 号一直以自己的思维逻辑来判别其他人的对错，只要不符合她的逻辑，她就会推动其他参与者来"纠正"错误；由于不善社交，所以会让其他人有不爽的感觉或被攻击的感觉，1 号就是这样像被她"伤害"的。在活动结束时，她表示，在第二轮结束后她担心其他人会被她所引导，从第四轮开始，她就猜到其他参与者会拿什么沙具，她会根据其他参与者来调整自己的想法。到最后，她还是没能觉察到自己与他人相处要预估他人的感受。

（三）从安心表达方面来看

在整个团沙辅导过程，2号是最能调整做到完全地表达自我想法的参与者，她自己感到不舒服或不认同的地方能够大胆地提出调整意见，即使不被其他人理解、认同，她也能坚持。在她的影响下，其他参与者也能自由地表达自己的想法。3号表示自己通过观察其他参与者的表现，也渐渐察觉到自己的想法与其他参与者的想法不一致，内倾且不合群（每次发言都排在最后）。刚开始他认为这里是沙漠，所以他拿了金字塔，在聆听其他参与者的想法后，他改变了自己的想法，主动迎合主题，并在第三轮开始分享的内容有所增加。

（四）带领者的感想

1号的沙具在这次团沙辅导中被调整最多。在整个过程中，他可能会有种被全体"欺凌"的感觉，感觉"沙具放哪儿都不对，说了你们也不理解"。其实带领者也看到了他的难处，但是作为团体的带领者，不能偏心其中一人。也许正如一位老师曾说的："如果当时我引导大家一起关注这个沙具，可能大家都会更尊重摆放者的想法，而改变投票的结果。但是，这样对其他参与者来说是偏帮了其中一人，对其他参与者就不公平了。团沙辅导最重要的是保护公平和自由表达的空间，作为带领者，我们要好好守住这个规则。"在第六轮，1号的沙具第三次被提出需要调整位置，那时他的被"欺凌"感应该是最强的，但带领者还是守住了这个公平原则。很庆幸，在6号分享后，1号在最后环视整个沙盘时发现了一家人温馨的场面。

在整个团沙辅导过程，2号比较喜欢按直觉与思维行事，她大胆地提出自己的想法，以自己的思维引领着其他N型参与者进行创作。但这种直言不讳的行为给1号带来了"伤害"，这是2号没有觉察到的。带领者在过程中曾尝试引导1号多表达自己的感受与想法，希望借此来提醒2号多关注别人的感受。但是2号的思维功能太强大，完全没有发现1号的负面情绪。对此带领者在活动结束后，以陪伴者的角色，提醒情感表达能力较弱的1号多关注自身的感受，再次遇到这样的情况时要大胆说出自己的感觉与意见。

对于在本次团沙辅导中出现的"欺凌"现象，带领者有点力不从心，很想帮被"欺凌"者发声。但即使特意引导了，效果还是不尽如人意，更多的还是需要2号自己觉察。但后来回访发现，正是2号对1号这种特殊的关注，让1号与2号之间有了更多的话题，在活动结束后两人仍保持联系。对于以交友为目的的活动，团沙辅导达到了很好的效果，虽然只有90分钟，但参与者就可以较深入地了解在场其余参与者的感知方式类型与判断偏好，可以很快速地找到在场的哪个人与自己的性格更为切合，哪个人可以成为"彼此有话说"的、可以继续交往下去的人。

第三节 "六人行"团沙辅导 *

团体沙盘游戏辅导

一、团体参与者的基本信息与诉求

1号：已经退休的幼儿教育工作者。沙盘游戏对他而言是一个非常陌生的领域，想体验一下，看这个游戏会带来什么。

2号：某心理咨询机构助理。没有体验过团体沙盘，好奇团沙辅导怎么起作用。

3号：沙盘游戏咨询师，带小朋友做沙盘游戏。两年前参加过一次团沙辅导，这是第二次。想重新感受一下团沙辅导。

4号：工作没有几年，从事和儿童有关的工作。没有体验过沙盘，很好奇沙盘游戏是怎么进行的。

5号：风水师。从业十多年，帮了很多人。有很多情绪问题，但

* 本节作者：段雅萍，复旦大学心理学硕士，国家二级心理咨询师，团体沙盘游戏引导师。

自己无法排解。之前听说过沙盘，但是没有体验过，想看看团沙辅导
如何帮助人。

6号：某心理咨询机构工作人员。没有参加过团沙辅导，对沙盘
有所了解，但自己没有做过沙盘游戏。想要看一下团沙辅导怎么进
行，很期待会带来什么。

二、团体沙盘辅导过程

参与者在团沙辅导过程中所坐的位置如图5-5所示，其中未标
有数字的位置属于带领者。

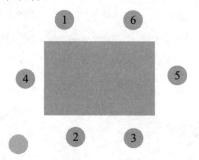

图5-5 参与者在团沙辅导过程中的位置

（一）第一轮

1、2、4号都将沙具放在自己前面。3号的白猫最高，放在了中
间；5号拿了另一个沙具紧靠着它。6号将沙具放在了离自己比较远
的地方。画面如图5-6所示。

6号说："我在很多次想象将来创建沙盘的时候，一定要用阴暗来
讲一个故事。选一些恐怖的沙具，用它们来表达一些东西。我刚才看
的时候发现很多沙具长得太阴暗了，然后我看到它，感觉有点萌萌
的。它是比较不同的，但它又属于阴暗那一类。放到这儿，我的感受
是它有点像裁决者，在第三空间，其中发生的很多事情它都是在审
视，冷眼看着这里正发生什么。"

其他成员对3号的白猫和6号的人有不同的感受。

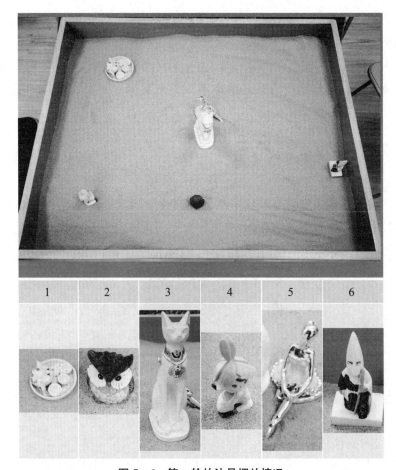

1	2	3	4	5	6

图 5-6 第一轮的沙具摆放情况

4 号说:"我想移动这只大狗(白猫)。它在我面前单独出现那个瞬间。我有点惊慌,被吓到了,跟这只猫头鹰比起来它太大了。不过,后来一个小女孩出现在它旁边,感觉到小女孩是想跟它互相陪伴。我就犹豫了,觉得那只狗(白猫)还是放在那儿吧。但是有一瞬间是想移动的,现在不想移它了。"

6 号说:"我也觉得在 5 号放了这个小姑娘后变成了一个很温情的场景。在这个小姑娘出现之前就觉得它是要怎么样?它们两个是要打架吗?(白猫和猫头鹰)"

5 号说:"我倒觉得没关系,反正是神兽,可大可小。"

3号说："我其实在摆放之前就想着它应该放到中间。因为2号放了猫头鹰在这儿，我就调整猫的方位。它这样和猫头鹰一下就对视了。我内心也觉得，哇，一下子有冲击感。我对这只猫的感受是，并不觉得它是一个庞然大物，在我的概念里这只猫还蛮好玩的。所以我觉得它跟猫头鹰的冲突不是那种张力很大的，而是'我们俩好像就是互相看着的'。但我也有担心这样它们会不会让对方怕了。"

2号说："我好像还好。"

4号说："怕的是我。"

1号说："这只猫头鹰现在正面对着我，而这只猫，我看不到它的正面。4号说觉得有一点被吓到，其他人也提到它们有对视的感觉，似乎是有一种比大小、比谁更厉害的感觉。我自然而然地做出一种判断，猫头鹰并不害怕。猫头鹰只是在个头上看上去小了一点，但它的内在给我的感觉是很强大的。"

2号提出想移动6号放的人。

2号说："我想把这个人移一下。因为开始只看到4号放的小女孩的侧面，没看到正面，看正面我觉得有一种很复杂的感觉，好像是有点害怕，又好像是想说什么或者其他。如果把6号的人移到这里（4号放的小女孩面前），就与小女孩的情绪对应起来，好像有什么故事。两人这样对视，我感觉和她们的状态都挺像。"

6号表示不同意。

（二）第二轮

2号想给猫头鹰建个窝，于是在它背后放了一棵树。3号想给白猫找一个伴，于是给它找了一个差不多高的图腾。4号第一轮放小女孩是想让她和猫头鹰玩，因为害怕白猫，离得有点远；这次放了一个凳子，想拉近它们的关系。5号在第一轮就想拿这一轮拿的这个沙具。6号考虑到上一轮2号说要把这个沙具拿过去，吓唬小女孩，所以觉得如果它来到人间，可能会让人感到不舒服或害怕。它既然只是观察这一切，不如给自己弄一个结界，待在这个岛上。6号于是开了一条河，作为结界。1号放了房子，感觉自己好像在一个世外桃源，与大家关系不大。2号挺喜欢这条河的，感觉这一轮比上一轮更让人舒服；3号认为这条河让结界内的人把自己孤立了起来。1号喜欢树，觉得这个世界有植物了，开始变得灵动了。

这一轮的画面如图5-7所示。

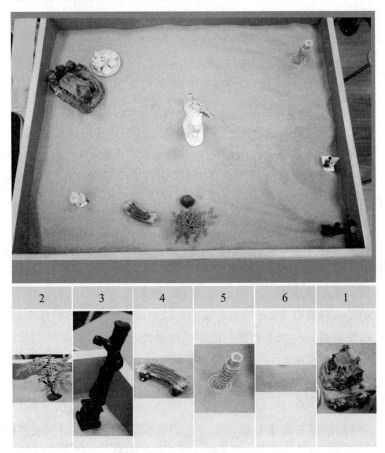

2	3	4	5	6	1

图5-7 第二轮的沙具摆放情况

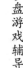

（三）第三轮

3号给白猫配了一根水晶权杖，表示权力。

4号没找到合适的房子，找了扇门代替房子，表示这里是小女孩的家。

5 号藏了点宝藏。

6 号说："给他找个伴儿，可以派小女巫出去巡察。他们好像属于同一个类别。可能也会点魔法，又是一个异性，就放在这儿。很有意思的是，4 号在放这扇门的时候，我就想象她可以冲出去，刚好通过这扇门。"

1 号说："我的一亩三分地，这个茶盘单独摆在地上让人觉得有点可怜，所以找一张桌子。"

2 号说："鸭子个头正好适合放河里，可以下去又可以上来，感觉能联通两个世界。我还蛮喜欢 3 号和 5 号放的那个，世界更丰富了，有权力和矿藏，觉得又增加了元素，感觉挺好。"

打破规则的讨论如下：

4 号提出要把自己在第一轮放的小女孩移到第二轮放的凳子上。因为这涉及移动前两轮的东西，小组开始进行讨论。

4 号先表达自己的想法："我想移动到这里是觉得她可以离猫头鹰更近一点，现在看上去就像是在一起了。因为有门，就像这里是他们的家，他们可以一起玩。而且我觉得她现在不太怕这只白猫了。"

大家都觉得对于 4 号来讲，允许小女孩靠近之前害怕的白猫是一个很重要的变化，于是同意了 4 号的诉求。小女孩移动到凳子上以后，其他成员表示，一开始感觉小女孩弱弱的，一移到凳子上就感觉她强大了。

这一轮的画面如图 5-8 所示。

（四）第四轮

4 号说："小女孩长到一定阶段了，她去闯荡、去挖矿，这是容器。"

5 号说："留钱是不够的，还要留一点非物质文化遗产。"

6 号说："每天都是好天气，它是代表好天气。放在这里，与 3 号放的黑色图腾保持一定的距离，因为不确定黑色图腾是否愿意让它靠近，放在那儿是表示保持一个让人舒服的距离。"

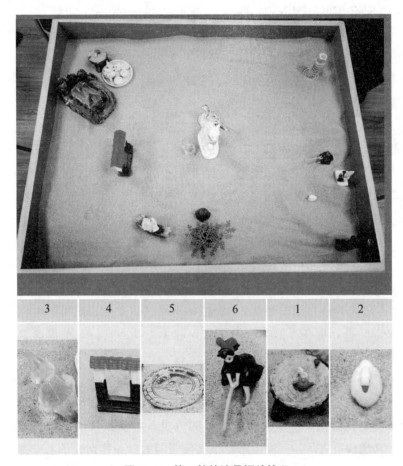

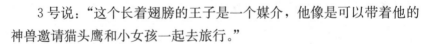

图5-8　第三轮的沙具摆放情况

　　3号说："这个长着翅膀的王子是一个媒介，他像是可以带着他的神兽邀请猫头鹰和小女孩一起去旅行。"

　　2号放了骑自行车的孩子。

　　1号说："我能不能跑个题啊？我感觉我们都是女性，在这儿玩沙盘游戏带有一定的心理目的。然后我脑子里冒出一个念头：有没有男人会觉得你们女人好无聊，玩这个。"

　　大家没有回应。

　　带领者说："你是这样想的，是吗?"

1号说："是呀。我整个状态是入不了戏，我看沙盘还是沙盘。那么多的戏，我会觉得那只是一些小小的用来玩耍的东西。"

带领者说："你的感受是什么？"

1号说："对我来说，它们就是一些小摆件。我知道大家把它们想成一个个的故事，联想到很多东西。我也知道，也能联想，但是我入不了戏。就我没觉得这里有只猫头鹰，有只神兽，这个小姑娘在干吗，那个宝塔是什么意思，我觉得没有，它们就是小摆件。"

带领者说："这种感受是不太舒服，还是说 OK，也可以接受，还是其他？"

1号说："可以接受。"

2号提出调整意见。

2号说："感觉各自热闹起来了，整个画面很热闹。我有想移动的，我想把这个星星直接贴着它。刚刚 6 号讲的时候，我的感觉是，这个黑色图腾要带着它，黑色图腾就是一个天气的使者，或者说天气的控制者。"

6号及其他成员都表示同意，移动完成。

4号看见 5 号埋了一本书，觉得很开心，提出想把书挖出来看，被 5 号拒绝了。

这一轮的画面如图 5-9 所示。

（五）第五轮

5号说："火烈鸟般的舞者，自由、浪漫、流浪又不愿被束缚，并对大自然有敬畏之心，这种表达可以跟这个被宫规限制、被要求成为一个优雅的人（5 号第一轮拿的沙具）形成对比，可以彼此解放、互相影响。"

6号受 1 号上一轮发言的影响，拿了个佛祖沙具，希望能影响她，能保护她的家园。

1号说："这一轮我明显入戏。佛祖、灶台，尤其是锅盖和那只猫，特别让人有好感，特别有烟火气。还有这个舞者。我感觉和图书馆搭配在一起的话，还挺接地气的。我觉得佛祖放在这里特别好，最

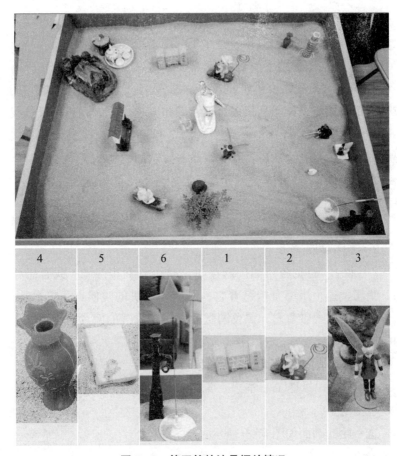

| 4 | 5 | 6 | 1 | 2 | 3 |

图 5 - 9　第四轮的沙具摆放情况

初的时候我和 4 号都想要一个家，再加上这一对新人，就是三个家。"

2 号说："我原来也想放个人照顾孩子，但是那个花瓶太显眼了，我想先管那一摊。宝藏不能这么赤裸裸地挖出来，让它长出一棵树，把上面的果子拿下来。5 号直接把这个舞者放在这边，感觉特别好，这个孩子会让人更放心。"

3 号说："灶台是给 4 号放的小女孩的，用于她旅行时提供补给。本来想放那儿，结果那儿放了佛祖，我一下就蒙了。放好灶台后来了一对新人，突然就觉得这个地方就是一个家，家里供奉着佛祖，感觉好像一下子从童话回到了现实。"

4号说："她（4号放的小女孩）上次不是去挖矿了吗？在这个过程中喜结连理。可能是跟这个王子，也可能是跟其他王子。佛祖可能是在家里，也有可能是统摄着这个家的感觉。佛祖给我的感觉不是很好。这个灶台给我的感觉非常好。这让人感觉这个家更加温暖、更充满温情。"

这一轮的画面如图5-10所示。

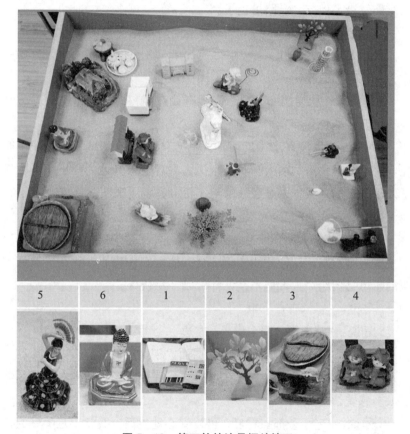

| 5 | 6 | 1 | 2 | 3 | 4 |

图5-10　第五轮的沙具摆放情况

（六）第六轮

6号本来想把山放在佛祖座下，但是被1号指出涉及移动另一个沙具。拿着这座山放了好几个位置，最后固定在了这里。

6号的想法是让佛祖变高一点儿，想呈现一条从阴暗到佛祖的通路，一条转化之路。路途中也充满美好，首先是偶遇了一个王子，然后是结成连理，但这个连理刚好把门给挡上了，反而成了障碍。让佛祖高一点，一方面是想表达转化没有那么难；另一方面是觉得不一定要通过这扇转化之门，也可以飞，可以从天空走。

1号说："托马斯火车，坐着火车去周游。5号挖河的时候，觉得火车站建错了地方，没路可走了。"

2号挖了一条河。5给2号的感觉是要掩住被河流围起来的地方，不让人看见、不让人挖掘。2号觉得就让它掩埋在这儿也挺好，作为一种逝去的文明。

3号找了一棵树挡一下神。神要有一点神秘感，或者需要突破某一些东西才能见到神。

4号说："佛放在房子后面让人有点不太舒服的感觉。至于小摩托，喜结连理之后的两人骑着小摩托去看看世界其他的样子。小摩托是处于动态的，我本来是想放一架飞机的，但是飞机飞在天上，不在地上行驶，要在人间穿梭，所以选了小摩托。"

5号说："有一些东西还是要隔山隔海，保持一些距离，或者是通过一些艰难险阻，这样才能考验一个人的真心和决心。我在这边埋宝藏的意思是留给后人，但不是谁都可以轻易获得。"

2号说："感觉有点沉重。"

3号说："感觉像是两个世界。左边一个世界，右边一个世界。"

5号说："觉得蛮清晰的。精神层面、现实层面的都有。"

6号说："挺写实的。我现在想把这个佛拎出来，觉得在那儿承载了太多感受。"

1号说："老天爷都在看着，可以安心地生活。我觉得是美好的。"

4号说："我觉得这个世界非常精彩、非常丰富。没有充满负担的感觉。"

这一轮的画面如图5-11所示。

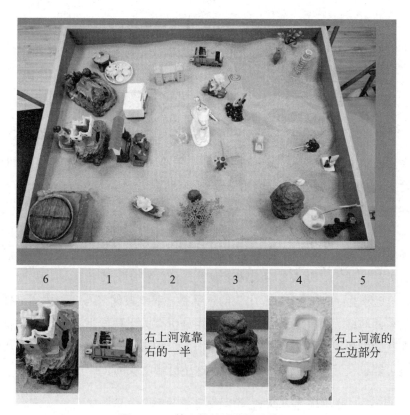

右上河流靠
右的一半

右上河流的
左边部分

图 5 - 11　第六轮的沙具摆放情况

三、参与者的反馈及带领者的感想

(一) 参与者对自我及关系的觉察

5 号说："我原来是这样的，我愿意留一点东西给有需要的人，但是不会让他们轻易找到。这可能就是我的逻辑。这让我想到在我的生活中，永远会有一个 backup，永远有一个 plan B；如果已经有两个计划，我一定会有一个 plan C，给自己保底。我发现其实我也并不是很了解自己。"

4 号说："我觉得每个人对生活、对世界的理解真的都不一样，没有人是一样的，而且差异也挺大的。对我的启发是，按照你的那种方式去生活也挺好的，也不需要做什么太大的调整，毕竟你们还是在一个世界里，虽然可能是天上和地下，但还是在这个世界里，你们其实可以和谐地相处。"

1号说："跟4号比较有同感。我的生活应该是可以悠闲地喝着茶，看着这个丰富多彩的世界，其他事情就不用操太多心了。"

2号说："我发现我还挺喜欢多管闲事的。因为我其实开始想的是在猫头鹰那儿建家园，感觉跟4号差不多。现在我发现，我都在干啥？我很容易受影响，然后去干别的事儿。这是我对自己的一大发现。"

3号说："其实我一直坚持造我的神话世界，好像并没有跟那边的现实世界去做连接。我想打造的世界就是，每个人有自己的想法，没有去改变他人，他人也没有改变我。这样的感觉比较舒服。"

6号说："在整个过程中我的感受是，我比较偏好与一种象征层面的东西联结。可能与我自己在做自我分析有关。我发现我也没有只活在我的世界里，还是会想着要帮助别人，和其他人建立一些联结。不过可能也会让有些朋友不太喜欢。这还挺触动我的。"

（二）团沙辅导在促进团体关系中的作用

这个团体从第一轮开始就呈现出冲突，比如白猫和猫头鹰，但在大家对沙具的解读过程中慢慢地转化了这个冲突。在整个过程中，对个别沙具成员有不一样的感受。进行到最后，对最后呈现的沙盘，大家的感觉也并不一致。但在整个过程中，从一开始每个人都在经营自己的一亩三分地到后面开始有相互影响与融入，团体动力也在慢慢发生变化。

1号在前三轮里都是入不了戏的，在第四轮终于表达了自己的困惑；在第五轮，6号做出了一个主动呼应1号的动作，1号被关照到，1号的感觉就发生了变化。当1号好奇男人们会怎么想时，其实也是在质疑创建沙盘是在做什么，而她的质疑并没有遭到批评与指责，这也让她开始放下评判进入游戏的状态。她的摆放也发生了一些变化，在第六轮她放了一列火车，准备到外面看看，这也是她愿意主动融入团体与他人发生联结的一个信号。

6号与2号的沙具在沙盘中的分布比较广，而且她们配合别人的行为更多，在团体中，她们像是协调者，也会让别人感觉到温暖。6号在整个过程中也有变化。最开始她放了一个旁观者，只是冷冷地看着；后来放佛祖，想表达佑护。这本身已经是一个转变。

3号与5号的沙具主要集中在靠近自己的那一半沙盘处，她们着手建立自己的世界，同时也会与邻近的沙具产生连接，但最主要的还是关注自己的部分。

4号有自己的故事线，第三轮对规则的改变得到其他成员支持后，4号作为主角开始了她的探险之路。5号埋的宝藏与书吸引了4号的注意力，她迅速给自己定下目标并开启旅程，这一路还遇到了王子。除此之外，其他那些和她都没有关系。她的风格显然是目标导向的。而正是成员的支持让一个害怕猫的小女孩走上了一条成长之路。

（三）带领者的感受

团沙辅导不仅可以清晰地呈现团体动力，也让每个人的个性在这个过程中得以表达。这个团体的成员主要来自教育与咨询行业，总体来说，团体的接纳度还是挺高的。接纳的环境也促进了个体在团体中的成长，个体也在游戏中对自我有所发现。这个过程让带领者也非常感动。六位参与者，有对立、有关照、有改变、有治愈，让带领者想到美剧《六人行》，每个人都是一个独立的个体，同时又构成一个团体，这也是我们生活本来的面目。团体沙盘正是把真实的生活浓缩到了一次次沙盘游戏中，在这个过程中，我们得以相识，互相支持并获得成长。

第六章　团体沙盘游戏辅导工作伦理

所谓工作伦理，是指在团沙辅导中团沙带领者的行事准则，这是建立在专业价值基础之上，提供建议时的一套行为标准。

第一节　团体沙盘游戏辅导工作伦理的重要功能

团沙辅导是一个促进团体内聚力与协助个体自我成长的过程，需遵循"团体"的相应特性和"沙盘游戏"的相应特性。"团体"的特性意味着团沙辅导过程牵涉到多位团沙参与者，团沙带领者在团体中的行为与决定，会直接影响团体活动的过程与每个参与者的权力和利益。"沙盘游戏"的特性意味着团沙辅导过程要以意识范围内的觉察与体验为边界，避免深入讨论参与者个人的无意识、情结与创伤。所以，一套专业的有关团沙带领者的行为标准显得尤为重要。

一位合格的团沙带领者应当具有专业的辅导技术、稳定的人格特质和明确的伦理观念，这三者缺一不可。在团沙辅导过程中，带领者应遵守专业的原则与标准，这样才能促进团体内聚力的提高并推动参与者的自我成长。

团沙辅导工作伦理具有以下几种功能：

（1）有助于团沙带领者把握团沙辅导工作的边界。

（2）有助于团沙带领者有效地带领团沙辅导，协助参与者成长。

（3）有助于明晰带领者与参与者间、参与者与参与者间的权利与义务。

（4）有助于团沙带领者提高伦理水准和专业能力。

第二节　团体沙盘游戏辅导工作伦理标准

团沙带领者在带领团沙辅导的每个环节中，都应该考虑伦理问题。我们以中国心理学会的《临床与咨询心理学工作伦理守则》、中国辅导学会的《辅导专业人员伦理守则》、美国团体工作专家协会的《团体领导者的道德标准》等文件为依据，结合团体沙盘游戏辅导的特点、理论基础制定了《团体沙盘游戏辅导工作伦理守则（试行）》，共计两万余字，主要包含团沙辅导工作的五大原则和团沙辅导工作伦理的九大部分。

一、团沙辅导工作的五大原则

团沙辅导工作的五大原则分别为：善行、责任、诚信、公正、尊重。

（一）善行

团沙带领者的工作是使团沙参与者从团沙辅导过程中获益。团沙带领者应保障团沙参与者的权利，努力使其得到适当的服务并避免受到伤害。

在实际工作中，团沙带领者常常会遇到以下问题：

团沙带领者是不是让所有参与者快快乐乐地完成了任务？团沙辅导有其目的，就是让团沙参与者在活动中认识自己与认识他人，从而带来更好的团体协助与个人的自我成长。

当一个参与者在团沙辅导过程中表现出激烈的个人情绪，带领者简单化地停下团体工作来照顾他的情绪，这样的行为是不是善行？并不是。善行应该是面向所有团沙参与者，当带领者将过多时间用于处理一个参与者的情绪困难而暂停团体工作时，其他参与者就被带领者忽视了，因此，对整个团体来说，这样的行为并不是善行。

所谓获益，是指参与者参加团沙辅导的目的达到了，有所收获。这样的工作才能说是善行。

（二）责任

团沙带领者在工作中应保持服务的专业水准，认清自己的专业、伦理及法律责任，维护专业信誉，并承担相应的社会责任。

例如，在团沙参与者中有带领者的一个好友，带领者是否可以带领这样的团体呢？答案是不可以。因为即便有意克制，在情感层面也没办法避免和朋友更亲近。或许仅靠一些细微动作或一个眼神就了解了对方的想法，而这些行为是其他参与者可以观察到的，这在无形中会对团体造成影响。

另外，如果参与者们聊得太开心了，带领者没有保持基本的规则与设置，超出的时间另收费用，这是可以的吗？这是不合适的。团沙辅导的时间和价格都应提前约定，这是团沙辅导规则的一部分，带领者也应该维护规则，因为没有规则也就没有保护。

（三）诚信

团沙带领者在工作中应做到诚实守信，在临床实践、研究及发表、教学工作以及各类媒体宣传推广中保持真实性。比如，如果带领者没有系统学习过某个技术，就不能说受过相关的系统训练，可以进行相关工作；如果带领者只有 10 小时的团沙带领经验，不可以夸大，宣传自己有 1 000 小时的经验。

（四）公正

团沙带领者应公平、公正地对待与自己专业相关的工作及人员，采取谨慎的态度防止自己潜在的偏见、能力局限、技术限制等导致的不适当行为。

团沙带领者应该公平地对待参与者，不能因为不喜欢某个参与者就在团体工作中忽视他，也不能因为对某个参与者抱有好感就在工作中偏向他。带领者或许很难避免由自身导致的对参与者的感受不同，但是，当这影响到带领团沙辅导时，带领者应该有所觉察，寻求督导或进行个人分析。

（五）尊重

团沙带领者应尊重每位团沙参与者，尊重其保护隐私、保守秘密和自我决定的权利。

尊重参与者，尤其是尊重参与者的隐私，是很重要的一个原则。有时候带领者出于汇报个案、讲课、评级的需要，可能要把团沙工作过程和参与者信息呈现出来，这时必须要征得参与者的同意，在呈现时尤为重要的是要隐去可以辨认参与者真实身份的信息，比如姓名、工作单位、工作区域、体貌特征、创伤经历、家庭情况等。为了保护参与者的隐私，带领者甚至应尽可能不使用完整的个案信息。

二、团沙辅导工作伦理的九大部分

团沙辅导工作伦理的九大部分包括：专业关系；知情同意；隐私权和保密性；专业胜任力和专业责任；心理测量与评估；教学、培训和督导；研究和发表；媒体沟通与合作；伦理问题处理。具体内容详见附录。以下节选各个部分需要着重理解的内容加以呈现。

（一）专业关系

第一部分专业关系的相关条款是团沙带领者与参与者建立良好的专业工作关系的指南。除了一些必要的内容，需要着重注意的有以下三条：

1.12 团沙带领者认为以自己的专业能力不能胜任为团沙参与者（成员）提供专业服务，或不适合与团沙参与者（成员）维持专业关系时，应在和督导或同行讨论后，向团沙参与者（成员）明确说明，并本着负责的态度将其转介给合适的专业人士或机构，同时书面记录转介情况。

1.13 当团沙参与者（成员）在辅导中无法获益，团沙带领者应终止这种专业关系。若受到团沙参与者（成员）或相关人士的威胁或伤害，或团沙参与者（成员）拒绝按协议支付专业服务费用，团沙带领者可以终止辅导关系。

1.17 团沙带领者将团沙参与者（成员）转介给其他专业人士或机构时，不得收取任何费用，也不得向第三方支付与转介相关的任何费用。

以上条款规定了带领者在什么时间应该中断服务，以及中断转介时的注意事项。终止转介的条款不仅是在保护参与者，也是在保护带领者。

（二）知情同意

第二部分知情同意的相关条款规定了团沙参与者有权知晓的相关内容。团沙参与者可以自由选择是否开始或维持一段专业关系，且有权充分了解专业工作的过程和团沙带领者的专业资质及理论基础。

2.2 团沙带领者应知晓，团沙参与者（成员）有权了解下列相关事项：

（1）团沙辅导工作者的资质、所获认证、工作经验。

（2）团沙辅导的性质及面向的对象：团沙辅导为"成长性"团体辅导，面向的对象为4岁以上无严重人格障碍、无干扰性大的心理疾患的普罗大众。

（3）团沙辅导的作用与目标：团沙辅导为"成长性"团体辅导，具有心理教育的功能，而非心理咨询与治疗，其目的是协助成员认识自己与他人，调整改善与他人的关系，学习新的态度与行为，调节情绪等。

（4）团沙辅导所采用的理论：基于分析心理学的沙盘游戏理论、人格类型（心理类型）理论、社会学习理论、积极心理学理论、人本主义心理学理论、团体动力学理论。

（5）团沙辅导的工作方式：在沙游的过程中，个体在团体交往中观察、学习、体验，不要进行无意识层面的深入讨论和解读。

（6）团沙辅导可能带来的好处和风险。

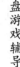

2.6 为实验目的而实施团沙辅导时，团沙带领者应预先声明研究的性质、目的、过程、技术与活动、研究结果资料的运用及安全措施等，以让受试者自由决定是否参与。

这部分的内容是带领者在工作开始之前需要和参与者明确的。在工作开始之前，带领者要设置相关讨论环节。如果在工作开始之前明确了这部分内容，后面的工作会少很多分歧和麻烦。

（三）隐私权和保密性

这部分条款详细规定了带领者在什么情况下应该保护参与者的隐私，在什么情况下应该如何披露。这里需注意：

3.1 在工作时，经常提示团沙参与者（成员）保密的伦理责任，并预告团沙参与者（成员）重视自己的隐私以及表露个人内心隐秘的限度。

带领者需要在工作中提示参与者保护自己的内心世界，因为团沙辅导的工作重点是在意识层面，但不可避免会带动个体无意识的部分，所以带领者须时时小心。

另外，当带领者遇到保密原则的例外情况需要披露参与者的信息应时参照条款 3.3，当带领者需要披露信息的时候，应：

按照最低限度原则披露有关信息，但须要求法庭及相关人员出示合法的正式文书，并要求他们注意专业服务相关信息的披露范围。

带领者可以披露信息不代表就没有了保护参与者隐私的义务，应该以善行为指导，尽可能减少信息披露给参与者带来的影响。

（四）专业胜任力和专业责任

本部分条款对团沙带领者的工作和团沙参与者的筛选进行了规定，规定了带领者工作时应该注意的部分，比如自身专业胜任力和自我保健、诚实地宣传介绍自己，还规定了筛选参与者的方式和注意事项，需要注意的有：

4.7 团沙带领者应清楚了解自己所带领团体的性质，明晰团体的目标及团沙参与者（成员）的资格。

4.8　团沙带领者应帮助团沙参与者（成员）了解团沙带领者在团沙辅导过程中的角色和功能。

4.9　组成团体之前，团沙带领者应甄选团沙参与者（成员），以维护全体参与者（成员）的利益。筛选性面谈、心理测验都是甄选的必要方式，在甄选中需重点关注团沙参与者（成员）的人格特点、是否适合参与心理团体、有无严重人格障碍、有无干扰性大的心理疾患等，这也是保障团沙辅导有效、安全运行的重要因素。

4.10　团沙带领者有责任去要求未正式进入团体，而正在接受心理咨询或治疗的准参与者（成员），要先征得其咨询师或治疗师同意，才能正式加入团体。

（五）心理测量与评估

心理测量和评估是辅导工作的一部分，但也不能滥用。团沙带领者应该具备相应的测评技能，才可以开展相关测评工作，同时应给出准确通俗的解释，测评结果也应遵循保密原则妥善保管。

（六）教学、培训和督导

从事教学、培训和督导工作的团沙带领者应努力发展有意义、值得尊重的专业关系。本部分内容主要应注意的是：

6.8　从事教学、培训和督导工作的团沙带领者应审慎评估学生、被培训者或被督导者的个体差异、发展潜能及能力限度，适当关注其不足，必要时给予发展或补救机会。对不适合团沙辅导工作的专业人员，应建议其重新考虑职业发展方向。

6.9　承担教学、培训和督导任务的团沙带领者有责任设定清楚、适当、具有文化敏感度的关系界限；不得与学生、被培训者或被督导者发生亲密关系或性关系；不得与有亲属关系或亲密关系的专业人员建立督导关系；不得与被督导者卷入团沙辅导工作。

6.10　从事教学、培训或督导工作的团沙带领者应清楚认识自己在与学生、被培训者或被督导者关系中的优势，不得以工作之便利用对方为自己或第三方谋取私利。

6.12 承担教学、培训或督导任务的团沙带领者对学生、被培训者或被督导者在团沙辅导工作中违反伦理的情形应保持敏感，若发现此类情形应与他们认真讨论，并为了保护团沙参与者（成员）的福祉及时处理；对情节严重者，团沙带领者有责任向本学会伦理工作组或其他合适的权威机构举报。

带领者在从事教学、培训和督导时，如果发现个人能力有限、有多重关系、没能为自己的参与者谋福祉甚至违反伦理的学员，应以参与者的福祉为根本对学员进行规劝。

（七）研究和发表

这部分内容需要注意的是：

7.1 团沙带领者的研究工作若以人类作为研究对象，应尊重人的基本权益，遵守相关法律法规、伦理准则以及人类科学研究标准。

此外，还需要注意知情同意的局限性：

7.3 免知情同意仅限于以下情况：

（1）有理由认为不会对被试造成痛苦或伤害的研究，包括：

①正常教学实践研究、课程研究或在教学背景下进行的课堂管理方法研究；

②仅用匿名问卷、以自然观察方式进行的研究或文献研究，其答案未使被试触犯法律，损害其财务状况、职业或声誉，且其隐私得到保护；

③在机构背景下进行的工作相关因素研究，不会危及被试的职业，且其隐私得到保护。

（2）法律、法规或机构管理规定允许的研究。

（八）媒体沟通与合作

另外，跟媒体合作时也应该注意保护参与者的隐私：

8.4 团沙带领者应与拟合作媒体就如何保护团沙参与者（成员）的个人隐私商讨保密事宜，包括保密限制条件以及对团沙参与者信息（成员）的备案、利用、销毁等，并将有关设置告知团沙参与者（成员），并告知其媒体传播后可能带来的影响，由其决定是否同意在媒体上进行自我暴露、是否签署相关协议。

带领者要时刻有保护参与者的意识。

（九）伦理问题处理

这部分条款需要注意的是：

9.1 团沙带领者应当认真学习并遵守伦理守则，缺乏相关知识、误解伦理条款都不能成为违反伦理规范的理由。

带领者不能以"不知道"为借口来避免违背伦理时受到惩罚。当遇到伦理相关问题和困境，带领者怎么解决？如果不知道怎么解决，应当如何求助？

团沙带领者应努力解决伦理困境，与相关人员直接而开放地沟通，必要时向督导及同行寻求建议或帮助。本学会设有伦理工作组，提供与本伦理守则有关的解释，接受伦理投诉，并处理违反伦理守则的情形或行为。

9.3 若本学会专业伦理规范与法律法规冲突，团沙带领者必须让他人了解自己的行为符合专业伦理，并努力解决冲突。如这种冲突无法解决，团沙带领者应以法律法规作为行动指南。

除了查阅中国心理学会《临床与咨询心理学工作伦理守则》《中华人民共和国未成年人保护法》和《中华人民共和国精神卫生法》，带领者还可以向督导、分析师或有经验的同事请教，一旦觉察到自己在工作中有失职行为或对职责存在误解，应当尽快采取措施改正。

如果违反伦理守则，有关处罚的相关规定如下：

9.8 违反伦理守则者将按情节轻重给予以下处罚：

（1）警告。

（2）严重警告，被投诉者必须在指定期限内完成不少于16学时的专业伦理培训或本学会伦理工作组指定的惩戒性任务。

（3）暂停资格，暂停期间被投诉者不能以团沙带领者身份工作，必须在指定期限内完成不少于24学时的专业伦理培训或/和本学会伦理工作组指定的惩戒性任务，如果不当行为得以改正则由本学会伦理

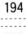
团体沙盘游戏辅导

工作组评估讨论后，取消暂停使用注册资格的决定，恢复其注册资格。

（4）永久除名，取消资格后，本学会不再受理其重新申请，并保留向相关部门通报的权利。

设定伦理守则不是为了约束带领者、保护参与者，而是对参与者和带领者的共同保护，给带领者提供了一个一旦出现相似情况如何处理的思路，这可预防出现带领者和参与者都无法承受后果的情况。

附录 团体沙盘游戏辅导工作伦理守则（试行）

以中国心理学会的《临床与咨询心理学工作伦理守则》、中国辅导学会的《辅导专业人员伦理守则》、美国团体工作专家协会的《团体领导者的道德标准》等文件为依据，结合团体沙盘游戏辅导的特点、理论基础制定本守则。本守则为本学会团体沙盘游戏辅导带领者的专业伦理规范以及团体沙盘游戏辅导（以下简称"团沙辅导"）的工作基础和主要依据。

— 总则 —

善行：团沙带领者的工作是使团沙参与者（成员）从团沙辅导过程中获益。团沙带领者应保障团沙参与者（成员）的权利，努力使其得到适当的服务并避免受到伤害。

责任：团沙带领者在工作中应保持服务的专业水准，认清自己的专业、伦理及法律责任，维护专业信誉，并承担相应的社会责任。

诚信：团沙带领者在工作中应做到诚实守信，在临床实践、研究及发表、教学工作以及各类媒体宣传推广中保持真实性。

公正：团沙带领者应公平、公正地对待与自己专业相关的工作及人员，采取谨慎的态度防止自己潜在的偏见、能力局限、技术限制等导致的不适当行为。

尊重：团沙带领者应尊重每位团沙参与者（成员），尊重其保护隐私、保守秘密和自我决定的权利。

1. 专业关系

团沙带领者应按照专业的伦理规范与团沙参与者（成员）建立良

好的专业工作关系。这种工作关系应以促进团沙参与者（成员）的成长和发展，从而增进其利益和福祉为目的。

1.1　团沙带领者应公正地对待团沙参与者（成员），不得因其年龄、性别、种族、性取向、宗教信仰和政治立场、文化水平、身体状况、社会经济状况等因素歧视对方。

1.2　团沙带领者应充分尊重和维护团沙参与者（成员）的权利，促进其福祉。团沙带领者应当避免伤害团沙参与者（成员）、学生或研究被试。如果伤害可避免或可预见，团沙带领者应在对方知情同意的前提下尽可能避免，或将伤害最小化；如果伤害不可避免或无法预见，团沙带领者应尽力使伤害程度降至最低，或在事后设法补救。

1.3　团沙带领者应依照当地政府要求或本单位规定恰当地收取专业服务费用。团沙带领者在进入专业工作关系之前，要向团沙参与者（成员）清楚地介绍和解释其服务收费情况。

1.4　团沙带领者不得以收受实物、获得劳务服务或其他方式作为其提供专业服务的回报，以防止引发冲突、剥削对方、破坏专业关系等潜在危险。

1.5　团沙带领者须尊重团沙参与者（成员）的文化多元性。团沙带领者应充分觉察自己的价值观及其对团沙参与者（成员）的可能影响，并尊重团沙参与者（成员）的价值观，避免将自己的价值观强加给团沙参与者（成员）或替其做重要决定。

1.6　团沙带领者应清楚地认识自身所处位置对团沙参与者（成员）的潜在影响，不得利用团沙参与者（成员）对自己的信任或依赖剥削对方、为自己或第三方谋取利益。

1.7　团沙带领者要清楚地了解多重关系（例如家庭、社交、经济、商业或其他密切的个人关系）对专业判断可能造成的不利影响及损害团沙参与者（成员）福祉的潜在危险，尽可能避免与团沙参与者（成员）发生多重关系。在多重关系不可避免时，应采取专业措施预防可能的不利影响，例如签署知情同意书、告知多重关系可能的风险、寻求专业督导、做好相关记录，以确保多重关系不会影响自己的专业判断，并且不会对团沙参与者（成员）造成危害。

1.8 团沙带领者不得与当前团沙参与者（成员）或其家庭成员发生任何形式的性或亲密关系，包括当面和通过电子媒介进行的性或亲密沟通与交往。团沙带领者不得对与自己有过性或亲密关系者开展团沙辅导工作。一旦关系超越了专业界限（例如开始性或亲密关系），应立即采取适当措施（例如寻求督导或同行建议），并终止专业关系。

1.9 团沙带领者在与团沙参与者（成员）结束辅导关系后至少三年内，不得与该团沙参与者（成员）或其家庭成员发生任何形式的性或亲密关系，包括当面和通过电子媒介进行的性或亲密的沟通与交往。三年后如果发展此类关系，要仔细考察该关系的性质，确保此关系不存在任何剥削、控制和利用的可能性，同时要有可查证的书面记录。

1.10 当团沙带领者和团沙参与者（成员）存在除了性或亲密关系以外的其他非专业关系，如果可能对团沙参与者（成员）造成伤害，团沙带领者应当避免与其建立专业关系。例如，因无法保持客观、中立，团沙带领者不得与自己的朋友和亲人建立专业关系。

1.11 团沙带领者不得随意中断辅导工作。团沙带领者出差、休假或临时离开工作地点外出时，要尽早向团沙参与者（成员）说明，并适当安排已经开始的辅导工作。

1.12 团沙带领者认为以自己的专业能力不能胜任为团沙参与者（成员）提供专业服务，或不适合与团沙参与者（成员）维持专业关系时，应在和督导或同行讨论后，向团沙参与者（成员）明确说明，并本着负责的态度将其转介给合适的专业人士或机构，同时书面记录转介情况。

1.13 当团沙参与者（成员）在辅导中无法获益，团沙带领者应终止这种专业关系。若受到团沙参与者（成员）或相关人士的威胁或伤害，或团沙参与者（成员）拒绝按协议支付专业服务费用，团沙带领者可以终止辅导关系。

1.14 团沙带领者间应相互了解、相互尊重。团沙带领者开始服务时，如知晓团沙参与者（成员）已经与其他同行建立了专业关系，而且目前没有终止或者转介，应建议团沙参与者（成员）继续在同行

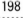

处寻求帮助。

1.15　团沙带领者与心理健康服务领域同行（包括精神科医师/护士、社会工作者等）的交流和合作会影响对团沙参与者（成员）的服务质量。团沙带领者应与相关同行建立积极的工作关系和沟通渠道，以保障团沙参与者（成员）的福祉。

1.16　在机构中从事辅导工作的团沙带领者未经机构允许，不得将自己在该机构中的团沙参与者（成员）转介给个人接诊者。

1.17　团沙带领者将团沙参与者（成员）转介给其他专业人士或机构时，不得收取任何费用，也不得向第三方支付与转介相关的任何费用。

1.18　团沙带领者应清楚了解团沙参与者（成员）赠送礼物对专业关系的影响。团沙带领者在决定是否收取团沙参与者（成员）的礼物时需考虑以下因素：专业关系、文化习俗、礼物的金钱价值、赠送礼物的动机以及团沙带领者决定接受或拒绝礼物的动机。

2. 知情同意

团沙参与者（成员）可以自由选择是否开始或维持一段专业关系，且有权充分了解专业工作的过程和团沙带领者的专业资质及理论基础。

2.1　团沙带领者应确保团沙参与者（成员）了解双方的权利、责任，明确介绍收费设置，告知团沙参与者（成员）享有的保密权利、保密例外情况以及保密界限。团沙带领者应认真记录评估、辅导过程中有关知情同意的讨论过程。

2.2　团沙带领者应知晓，团沙参与者（成员）有权了解下列相关事项：

（1）团沙带领者的资质、所获认证、工作经验。

（2）团沙辅导的性质及面向的对象：团沙辅导为"成长性"团体辅导，面向的对象为4岁以上无严重人格障碍、无干扰性大的心理疾患的普罗大众。

（3）团沙辅导的作用与目标：团沙辅导为"成长性"团体辅导，具有心理教育的功能，而非心理咨询与治疗，其目的是协助成员认识自己与他人，调整改善与他人的关系，学习新的态度与行为，调节情绪等。

（4）团沙辅导所采用的理论：基于分析心理学的沙盘游戏理论、人格类型（心理类型）理论、社会学习理论、积极心理学理论、人本主义心理学理论、团体动力学理论。

（5）团沙辅导的工作方式：在沙游的过程中，个体在团体交往中观察、学习、体验，不要进行无意识层面的深入讨论和解读。

（6）团沙辅导可能带来的好处和风险。

2.3 在与被强制要求接受团沙辅导的参与者（成员）一起工作时，团沙带领者应当在团沙工作开始时与其讨论保密原则的强制界限及相关依据。

2.4 当团沙参与者（成员）同时接受其他心理健康服务领域专业工作者的服务时，团沙带领者可以根据工作需要，在征得团沙参与者（成员）的同意后，联系心理健康服务领域其他专业工作者并与他们进行沟通，以更好地为团沙参与者（成员）提供服务。

2.5 只有在得到团沙参与者（成员）书面同意的情况下，团沙带领者才能对辅导过程录音、录像或进行教学演示，并严守保密原则。

2.6 为实验目的而实施团沙辅导时，团沙带领者应预先声明研究的性质、目的、过程、技术与活动、研究结果资料的运用及安全措施等，以让受试者自由决定是否参与。

3. 隐私权和保密性

团沙带领者有责任保护团沙参与者（成员）的隐私权，同时明确认识到隐私权在内容和范围上受到国家法律法规和专业伦理规范的保护和约束。

3.1 在团沙开始时，团沙带领者有责任向团沙参与者（成员）说明工作的保密原则及其应用限度、保密例外情况并签署知情同意书。在工作时，经常提示团沙参与者（成员）保密的伦理责任，并预告团沙参与者（成员）重视自己的隐私以及表露个人内心隐秘的限度。

3.2 团沙带领者应清楚地了解保密原则的应用有其限度，下列情况为保密原则的例外：

（1）团沙带领者发现团沙参与者（成员）有伤害自身或他人的严重危险。

（2）不具备完全民事行为能力的未成年人等受到性侵犯或虐待。

（3）法律法规规定需要披露的其他情况。

3.3 遇到3.2（1）和3.2（2）的情况，团沙带领者有责任向团沙参与者（成员）的合法监护人、可确认的潜在受害者或相关部门预警；遇到3.2（3）的情况，团沙带领者有义务遵守法律法规，并按照最低限度原则披露有关信息，但须要求法庭及相关人员出示合法的正式文书，并要求他们注意专业服务相关信息的披露范围。

3.4 团沙带领者应按照法律法规和专业伦理规范在严格保密的前提下创建、使用、保存、传递和处理专业工作相关信息（如个案记录、测验资料、信件、录音、录像等）。团沙带领者可告知团沙参与者（成员）个案记录的保存方式，相关人员（例如同事、督导、个案管理者、信息技术员）有无权限接触这些记录等。

3.5 团沙带领者因专业工作需要在案例讨论或教学、科研、写作中采用辅导案例，应隐去可辨认出团沙参与者（成员）的相关信息。

3.6 团沙带领者在教学培训、科普宣传中，应避免使用完整案例，如果有可辨识身份的个人信息（如姓名、家庭背景、特殊成长或创伤经历、体貌特征等），须采取必要措施保护当事人的隐私。

3.7 如果由团队为团沙参与者（成员）服务，应在团队内部确立保密原则，只有确保团沙参与者（成员）隐私受到保护时才能讨论其相关信息。

4. 专业胜任力和专业责任

团沙带领者应遵守法律法规和专业伦理规范，以科学研究为依据，在专业界限和个人能力范围内以负责任的态度开展评估、辅导、转介、同行督导、实习生指导以及研究工作。

团沙带领者应不断更新专业知识，提升专业胜任力，促进个人身心健康，以更好地满足专业工作的需要。

4.1 团沙带领者应在专业能力范围内，根据自己所接受的教育、培训和督导经历和工作经验，为适宜人群提供科学有效的专业服务。

4.2 团沙带领者应规范执业，遵守执业场所、机构、行业的制度。

4.3 团沙带领者应关注保持自身专业胜任力，充分认识继续教育的意义，参加专业培训，了解专业工作领域的新知识及新进展，必要时寻求专业督导。缺乏专业督导时，应尽量寻求同行的专业帮助。

4.4 团沙带领者应关注自我保健，警惕因自己的身心健康问题伤害服务对象的可能性，必要时应寻求督导或其他专业人员的帮助，或者限制、中断、终止辅导工作。

4.5 团沙带领者在工作中介绍和宣传自己时，应实事求是地说明专业资历、学历学位、专业资格证书、专业工作等。团沙带领者不得贬低其他专业人员，不得以虚假、误导、欺瞒的方式宣传自己或所在机构、部门。

团体沙盘游戏辅导

4.6 团沙带领者应承担必要的社会责任，鼓励团沙带领者为社会奉献自己的部分专业工作时间，提供具有低经济回报、公益性质的专业服务。

4.7 团沙带领者应清楚了解自己所带领团体的性质，明晰团体的目标及团沙参与者（成员）的资格。

4.8 团沙带领者应帮助团沙参与者（成员）了解团沙带领者在团沙辅导过程中的角色和功能。

4.9 组成团体之前，团沙带领者应甄选参与者（成员），以维护全体参与者（成员）的利益。筛选性面谈、心理测验都是甄选的必要方式，在甄选中需重点关注团沙参与者（成员）的人格特点、是否适合参与心理团体、有无严重人格障碍、有无干扰性大的心理疾患等，这也是保障团沙辅导有效、安全运行的重要因素。

4.10 团沙带领者有责任去要求未正式进入团体，而正在接受心理咨询或治疗的准参与者（成员），要先征得其咨询师或治疗师同意，才能正式加入团体。

4.11　保护团沙参与者（成员）的人身安全是团沙带领者的主要责任。带领团体时，团沙带领者应采取一切必要及适当的安全措施。

4.12　带领团体时，团沙带领者应协助团沙参与者（成员）明晰团沙辅导规则，以规范团沙辅导参与者（成员）的行为，以免造成对团沙辅导过程的不利影响或对团沙参与者（成员）身心的伤害。

4.13　团沙带领者不要为表现自我而在团体中引导进行无意识层面的深入讨论和解读，挖掘成员过往的创伤，团沙带领者对团沙的解读与分析应基于团沙参与者（成员）在团沙辅导过程中的行为及互动，不宜引用过多的神话、原型对无意识进行解读，以免造成对团沙参与者（成员）身心的伤害，混淆团体目标。

4.14　团沙带领者若发现可能反映出某团沙参与者（成员）不适合留在该团体的现象，需要终止其参与。如有需要，团沙带领者应提供转介服务。

4.15　团沙带领者应鼓励团沙参与者（成员）讨论其在团体内的作用，以及对团体经验的反应。团沙带领者应给团沙参与者（成员）适当的时间发表其对活动的感想和意见。

4.16　团沙带领者应尊重团沙参与者（成员）参与或退出团沙的权利，不得强制团沙参与者（成员）参与或继续参与他不愿参加的活动，以免造成对团沙参与者（成员）身心的伤害。

4.17　团沙带领者应该保护参与者（成员）的个人权利，由团沙参与者（成员）自行选择在团体中分享的内容和参加的活动。团沙带领者也应对可能侵犯团沙参与者（成员）权利的情形及其自决权的压力有敏锐的辩察，及时做出干预。

4.18　对于自身在团体中所采用的练习，团沙带领者应该创设（或遵循）一套理论，并且有能力做出说明。

4.19　团沙带领者应避免在团体内尝试采用未曾试过的设计。

4.20　一些团沙参与者（成员）会以协助他人为名，把自身的价值观加诸他人身上，并指使摆布他人。对于这种行为，团沙带领者要及时干预，适当时团沙带领者可对团沙参与者（成员）坦承自己的价值观，但不应把自己的价值观强加于团沙参与者（成员），而应该尊重团沙参与者（成员）自己的思考能力。同时，团沙带领者应促进团沙参与者（成员）彼此尊重。

4.21 团沙带领者应预先告诉团沙参与者（成员），当把从团体中学到的知识应用到日常生活时可能遇到的负面反应。若能对此问题做出探讨，将有助于团体对有关课题进行更深入的探索，以及帮助团沙参与者（成员）学习如何面对挫折。

4.22 由于理论应尽量结合实践，团沙带领者应常常留意有关团沙辅导过程的研究发现，从而加强团体的效能。

5. 心理测量与评估

心理测量与评估是辅导工作的组成部分。团沙带领者应正确理解心理测量与评估手段在临床服务中的意义和作用，考虑被测量者或被评估者的个人特征和文化背景，恰当使用测量与评估工具来促进团沙参与者（成员）的福祉。

5.1 心理测量与评估的目的在于促进团沙参与者（成员）的福祉，其使用不应超越服务目的和适用范围。团沙带领者不得滥用心理测量或评估。

5.2 团沙带领者应在接受相关培训并具备适当专业知识和技能后，开展相关测量或评估工作。

5.3 团沙带领者应根据测量目的与对象，采用自己熟悉的，已经在国内建立并证实信度、效度的测量工具。若无可靠的信度、效度数据，需要说明测量结果及解释的说服力和局限性。

5.4 团沙带领者应尊重团沙参与者（成员）了解和获得测量与评估结果的权利，在测量和评估后对结果给出准确、客观、对方能理解的解释，避免团沙参与者（成员）误解。

5.5 未经团沙参与者（成员）授权，团沙带领者不得向非专业人员或机构泄露其测量和评估的内容与结果。

5.6 团沙带领者有责任维护心理测量材料（测量手册、测量工具和测量项目等）和其他评估工具的公正、完整和安全，不得以任何形式向非专业人员泄露或提供不应公开的内容。

6. 教学、培训和督导

从事教学、培训和督导工作的团沙带领者应努力发展有意义、值得尊重的专业关系，对教学、培训和督导持真诚、认真、负责的态度。

6.1　团沙带领者从事教学、培训和督导工作旨在促进学生、被培训者或被督导者的个人及专业成长和发展，教学、培训和督导工作应有科学依据。

6.2　从事教学、培训和督导工作的团沙带领者应基于教育训练、被督导经验、专业认证及适当的专业经验，在胜任力范围内开展相关工作，并有义务不断加强自己的专业能力和伦理意识。督导者在督导过程中遇到困难，也应主动寻求专业督导。

6.3　从事教学、培训和督导工作的团沙带领者应熟练掌握专业伦理规范，并提醒学生、被培训者或被督导者遵守伦理规范和承担专业伦理责任。

6.4　从事教学、培训工作的团沙带领者应采取适当措施设置和计划课程，确保教学及培训能够提供适当的知识和实践训练，达到教学或培训目标。

6.5　承担教学任务的团沙带领者应向学生明确说明自己与实习场所督导者各自的角色与责任。

6.6　承担培训任务的团沙带领者在进行相关宣传时应实事求是，不得夸大或欺瞒。团沙带领者应有足够的伦理敏感性，有责任采取必要的措施保护被培训者的个人隐私和福祉。团沙带领者作为培训项目负责人时，应为该项目提供足够的专业支持和保证，并承担相应责任。

6.7　承担督导任务的团沙带领者应向被督导者说明督导目的、过程、评估方式及标准，告知在督导过程中可能出现的紧急情况，中断、终止督导关系的处理方法。团沙带领者应定期评估被督导者的专业表现，并在训练方案中提供反馈，以确保专业服务水准。考评时，团沙带领者应实事求是，诚实、公平、公正地给出评估意见。

6.8　从事教学、培训和督导工作的团沙带领者应审慎评估学生、被培训者或被督导者的个体差异、发展潜能及能力限度，适当关注其不足，必要时给予发展或补救机会。对不适合团沙辅导工作的专业人员，应建议其重新考虑职业发展方向。

6.9 承担教学、培训和督导任务的团沙带领者有责任设定清楚、适当、具有文化敏感度的关系界限；不得与学生、被培训者或被督导者发生亲密关系或性关系；不得与有亲属关系或亲密关系的专业人员建立督导关系；不得与被督导者卷入团沙辅导工作。

6.10 从事教学、培训或督导工作的团沙带领者应清楚认识自己在与学生、被培训者或被督导者关系中的优势，不得以工作之便利用对方为自己或第三方谋取私利。

6.11 承担教学、培训或督导任务的团沙带领者应明确告知学生、被培训者或被督导者，团沙参与者（成员）有权了解团沙带领者的资质；他们若在教学、培训和督导过程中使用团沙参与者（成员）的信息，应事先征得团沙参与者（成员）同意。

6.12 承担教学、培训或督导任务的团沙带领者对学生、被培训者或被督导者在团沙辅导工作中违反伦理的情形应保持敏感，若发现此类情形应与他们认真讨论，并为了保护团沙参与者（成员）的福祉及时处理；对情节严重者，团沙带领者有责任向本学会伦理工作组或其他合适的权威机构举报。

团体沙盘游戏辅导

7. 研究和发表

团沙带领者应以科学的态度进行研究，以增进对专业领域相关现象的了解，为改善专业领域做出贡献。以人类为被试的科学研究应遵守相应的研究规范和伦理准则。

7.1 团沙带领者的研究工作若以人类作为研究对象，应尊重人的基本权益，遵守相关法律法规、伦理准则以及人类科学研究标准。团沙带领者应负责被试的安全，采取措施防范其权益受到损害，避免对其造成躯体、情感或社会性伤害。若研究需经相关机构审批，团沙带领者应提前呈交具体研究方案以供伦理审查。

7.2 团沙带领者开展研究应征求被试的知情同意；若被试没有能力做出知情同意，应获得其法定监护人的知情同意；应向被试（或其监护人）说明研究性质、目的、过程、方法、技术、保密原则及局限性，被试可能体验到的身体或情绪痛苦及干预措施，预期获益、补偿；研究者和被试各自的权利和义务，研究结果的传播形式及可能的受众群体等。

7.3 免知情同意仅限于以下情况：

（1）有理由认为不会对被试造成痛苦或伤害的研究，包括：

①正常教学实践研究、课程研究或在教学背景下进行的课堂管理方法研究；

②仅用匿名问卷、以自然观察方式进行的研究或文献研究，其答案未使被试触犯法律，损害其财务状况、职业或声誉，且其隐私得到保护；

③在机构背景下进行的工作相关因素研究，不会危及被试的职业，且其隐私得到保护。

（2）法律、法规或机构管理规定允许的研究。

7.4 被试参与研究，有随时撤回同意和不再继续参与的权利，并且不会因此受到任何惩罚。团沙带领者不得以任何方式强制被试参与研究。干预或实验研究需要对照组时，需适当考虑对照组成员的福祉。

7.5 团沙带领者不得用隐瞒或欺骗的手段对待被试，除非这种方法对预期研究结果有必要且无其他代替方法。在研究结束后，必须向被试适当说明。

7.6 禁止团沙带领者和当前被试面对面或通过任何媒介进行与性或亲密关系相关的沟通和交往。

7.7 撰写研究报告时，团沙带领者应客观地说明和讨论研究设计、过程、结果及局限性，不得采用或编造虚假不实的信息或资料，不得隐瞒与研究预期、理论观点、机构、项目、服务、主流意见或既得利益相悖的结果，并声明利益冲突；如果发现已发表研究有重大错误，应更正、撤销、勘误或以其他合适的方式公开纠正。

7.8 团沙带领者撰写研究报告时应注意对被试的身份保密（除非得到被试的书面授权），妥善保管相关研究资料。

7.9 团沙带领者在发表论著时不得剽窃他人成果，引用其他研究者的言论或资料应按照学术规范或国家标准注明原著者及资料来源。

7.10 团沙带领者采用团沙辅导案例进行科研、写作等时，应确保隐匿了可辨认出团沙参与者（成员）的有关信息；若是涉及团沙参与者（成员）的案例报告，应与其共同签署知情同意书。

7.11 全文或文中重要部分已刊载于某期刊或已作为论著出版，团沙带领者不得在未获原出版单位许可的情况下再次投稿；同一稿件或主要数据相同的稿件不得同时向多家期刊投稿。

7.12 当研究工作由团沙带领者与同事或同行一起完成时，著述应以适当的方式注明全部作者，团沙带领者不得以个人名义发表或出版。

对研究著述有特殊贡献者，应以适当的方式明确声明。论著主要内容源于学生的研究报告或论文，应获得学生的同意并将其列为主要作者之一。

7.13 团沙带领者审阅学术报告、文稿、基金申请书或研究计划时应注意保密和尊重知识产权。团沙带领者应审阅在自己能力范围内的材料，并避免审查工作受个人偏见影响。

8. 媒体沟通与合作

团沙带领者通过（电台、电视、出版物、网络等）公众媒体和自媒体从事专业活动，或以专业身份开展（讲座、演示、访谈、问答等）心理服务。在与媒体相关人员的合作与沟通中需要遵守下列伦理规范：

8.1 团沙带领者及其所在机构在与媒体合作前应与媒体充分沟通，确认合作方了解辅导的专业性质与专业伦理，提醒其自觉遵守伦理规范，承担社会责任。

8.2 团沙带领者应在专业胜任力范围内，根据自己的教育、培训和督导经历及工作经验与媒体合作，为不同人群提供适宜而有效的专业服务。

8.3 团沙带领者如与媒体长期合作，应特别考虑可能产生的影响，并与合作方签署包含伦理条款的合作协议，包括合作目的、双方权利与义务、违约责任及协议解除等。

8.4 团沙带领者应与拟合作媒体就如何保护团沙参与者（成员）的个人隐私商讨保密事宜，包括保密限制条件以及对团沙参与者（成员）信息的备案、利用、销毁等，并将有关设置告知团沙参与者（成员），并告知其媒体传播后可能带来的影响，由其决定是否同意在媒体上进行自我暴露、是否签署相关协议。

8.5 团沙带领者通过（电台、电视、出版物、网络等）公众媒体开展讲课、讲座、演示等专业活动或以专业身份提供解释、分析、评论、干预时，应尊重事实，基于专业文献和实践发表言论，言与行皆应遵循专业伦理规范，避免伤害团沙参与者（成员），防止误导大众。

8.6 团沙带领者接受采访时应要求媒体如实报道。文章发表前应经团沙带领者本人审核确认。如发现媒体发布与自己个人或单位相关的错误、虚假、欺骗和欺诈信息，或媒体发布的报道属断章取义，团沙带领者应依据有关法律法规和伦理准则要求媒体予以澄清、纠正、致歉，以维护专业声誉，并保障受众利益。

9. 伦理问题处理

团沙带领者应在日常专业工作中践行专业伦理规范，并遵守有关法律法规。团沙带领者应努力解决伦理困境，与相关人员直接而开放地沟通，必要时向督导及同行寻求建议或帮助。本学会设有伦理工作组，提供与本伦理守则有关的解释，接受伦理投诉，并处理违反伦理守则的情形或行为。

9.1 团沙带领者应当认真学习并遵守伦理守则，缺乏相关知识、误解伦理条款都不能成为违反伦理规范的理由。

9.2 团沙带领者一旦觉察自己在工作中有失职行为或对职责有误解，应尽快采取措施改正。

9.3 若本学会专业伦理规范与法律法规冲突，团沙带领者必须让他人了解自己的行为符合专业伦理，并努力解决冲突。如这种冲突无法解决，团沙带领者应以法律法规作为行动指南。

9.4 如果团沙带领者所在机构的要求与本学会伦理规范有矛盾之处，团沙带领者需澄清矛盾的实质，表明自己有按专业伦理规范行事的责任。团沙带领者应在坚持伦理规范的前提下，合理地解决伦理规范与机构要求的冲突。

9.5 团沙带领者若发现同行或同事违反了伦理规范，应规劝；规劝无效则通过适当渠道反映问题。如其违反伦理的行为非常明显，且已造成严重危害，或违反伦理的行为无合适的非正式解决途径，团沙带领者应当向本学会伦理工作组或其他合适的权威机构举报，以保护团沙参与者（成员）的权益，维护行业声誉。团沙带领者如不能确定某种情形或行为是否违反伦理规范，可向本学会伦理工作组或其他合适的权威机构寻求建议。

9.6 团沙带领者有责任配合本学会伦理工作组调查可能违反伦理规范的行为并采取行动。团沙带领者应了解违反伦理规范的处理程序和规定。

9.7 伦理投诉案件的处理必须以事实为根据，以伦理守则相关条文为依据。

9.8 违反伦理守则者将按情节轻重给予以下处罚：

（1）警告。

（2）严重警告，被投诉者必须在指定期限内完成不少于 16 学时的专业伦理培训或本学会伦理工作组指定的惩戒性任务。

（3）暂停资格，暂停期间被投诉者不能以团沙带领者身份工作，必须在指定期限内完成不少于 24 学时的专业伦理培训或/和本学会伦理工作组指定的惩戒性任务，如果不当行为得以改正则由本学会伦理工作组评估讨论后，取消暂停使用注册资格的决定，恢复其注册资格。

团体沙盘游戏辅导

（4）永久除名，取消资格后，本学会不再受理其重新申请，并保留向相关部门通报的权利。

9.9 反对以不公正态度或报复方式提出有关伦理问题的投诉。

国际表达性艺术分析学会

2020 年 3 月 9 日

参考文献

American Psychiatric Association. (2013). *Diagnostic and statistical manual of mental disorders* (5th ed.). https://doi.org/10.1176/appi.books.9780890425596.

Bandura, A., Ross, D., & Ross, S. A. (1963). Imitation of film-mediated aggressive models. *The Journal of Abnormal and Social Psychology*, 66 (1), 3-11.

Bandura, A. (1969). *Principles of behavior modification* (p. 213). Austin: Holt, Rinehart, & Winston.

Bion, W. R. (1963). *Elements of psychoanalysis*. London: Karnac.

De Domenico, G. S. (1999). Group sandtray-worldplay: New dimensions in sand-play therapy. In D. S. Sweeney & L. E. Homeyer (Eds.), *The handbook of group play therapy: How to do it, how it works, and whom it's best for* (pp. 215-223). San Francisco: Jossey-Bass.

Erikson, E. H. (1959). *Identity and the Life Cycle*. New York: International Universities Press.

Freud, S. (1905). *Three essays on the theory of sexuality*. (Standard ed.). London: Imago Pub. Co.

Freud, S. (1964). *The standard edition of the complete psychological works of Sigmund Freud*. (J. Strachey, Ed.). London: Macmillan.

Freud, S., & Strachey, J. (1975). *The psychopathology of everyday life*. Harmonds-worth, Middlesex, England: Penguin Books.

Gadamer, H. G. (1989). *Truth and method*. New York: Crossroad.

Isaacs, S. (1952). The nature and function of phantasy. In Klein, M., Heimann, P., Isaacs, S. and Riviere, J. (Eds.), *Developments in psychoanalysis*. London: Karnac.

Jacobi, J. (1959). *Complex/archetype/symbol in the psychology of C. G. Jung*.

Princeton, NJ: Princeton University Press.

Jung, C. G. (1953). *Two essays on analytical psychology.* London: Routledge & Kegan Paul.

Jung, C. G. (1960). The structure and dynamics of the psyche. In *The Collected Works of C. G. Jung* (Vol. 8). New York: Pantheon Books.

Jung, C. G. (1965). *Memories, dreams, reflections.* Vintage Books. (Original work published 1961)

Jung, C. G. (1969a). The transcendent function. In C. G. Jung (Ed.), *The Collected works of C. G. Jung* (2nd ed) (Vol. 8, pp. 92 - 106). London: Routledge.

Jung, C. G. (1969b). Archetypes and collective unconscious. In *The Collected Works of C. G. Jung* (Vol. 9, Pt. 1). Princeton: Princeton University Press. (Original work published 1954)

Jung, C. G. (1977a). *Archetypes and the collective unconscious.* Princeton: Princeton University Press.

Jung, C. G. (1977b). Psychology and alchemy. In *The Collected Works of C. G. Jung* (Vol. 18). Princeton: Princeton University Press. (Original work published 1953)

Jung, C. G., Read, H., Fordham, M., & Adler, G. (1953). *The collected works of C. G. Jung.* New York: Pantheon Books.

Jung, C. G., Shamdasani, S., Kyburz, M., & Peck, J. (2009). *The Red Book (Philemon)* (1st ed.). New York: W W Norton & Company.

Jung, C. G. & Wilhelm, R. (1975). *The secret of the golden flower* (pp. 139 - 151). New York: Causeway Books.

Kalff, D. M. (1980). *Sandplay: A psychotherapeutic approach to the psyche.* Santa Monica, CA: Sigo Press. (Original work published 1966).

Krech, D., Crutchfield, R. S., & Ballachey, E. L. (1962). *Individual in society: A textbook of social psychology.* New York: McGraw-Hill.

Lewin, K. (1946). Action research and minority problems. *Journal of Social Issues*, 2, 4, 34 - 46.

Lewin, K., Lippitt, R., & White, R. K. (1939). Patterns of aggressive behavior in experimentally created "social climates". *The Journal of Social*

团
体
沙
盘
游
戏
辅
导

Psychology，10，271 - 299.

Lowenfeld M.（1979）. *The World Technique*. London：Geoge Allen & Unwin.

Luft，J. and Ingham，H.（1955）. The Johari window, a graphic model of inter-personal awareness. In Luft J. and Ingham，H. *Proceedings of the western training laboratory in group development*. Los Angeles：University of Cali-fornia.

Maslow，A. H.（1943）. A theory of human motivation. *Psychological Review*，*50*（4），370 - 396.

Neumann，E.（1955）. *The great mother*：*An analysis of the archetype*. New York：Pantheon Books.

Neumann，E.（1962）. *The Origins and History of Consciousness*（1st ed.，Vol. 1）. Princeton, NJ：Princeton University Press.

Rogers，C.（1951）. *Client-centered Therapy*：*Its Current Practice*，*Implica-tions and Theory*. London：Constable.

Samuels A.（1997）. *A Critical Dictionary of Jungian Analysis*. London and New York：Routledge.

Winnicott，D. W.（1964）. *The child*，*the family*，*and the outside world*. Lon-don：Penguin Books.

彼得森.（2010）. 积极心理学（徐红译）. 北京：群言出版社.

伯纳德，麦肯齐.（2016）. 团体心理治疗基础（鲁小华，阎博，张英俊译）. 北京：机械工业出版社.

蔡成后.（2021）. 沙盘游戏疗法案例与应用. 北京：中国人民大学出版社.

车文博.（1998）. 西方心理学史. 杭州：浙江教育出版社.

陈灿锐，申荷永.（2011）. 荣格与后荣格学派自性观. 心理学探新，31（5），391 - 396.

丁香医生 & 中国青年报.（2020）. 2020 中国大学生健康调查报告（全文）. 中国青年报.

樊富珉.（2005）. 团体心理咨询. 北京：高等教育出版社.

樊富珉，何瑾.（2010）. 团体心理辅导. 上海：华东师范大学出版社.

范红霞，申荷永，李北容.（2008）. 荣格分析心理学中情结的结构、功能及意义. 中国心理卫生杂志，22（4）：4.

弗洛伊德.（2004）. 梦的解析（赵辰选译）. 北京：西苑出版社.

参考文献

高岚，申荷永．（2011）．沙盘游戏疗法．北京：中国人民大学出版社．

胡伊青加．（1998）．人：游戏者：对文化中游戏因素的研究．贵阳：贵州人民出版社．

卡尔．（2014）．积极心理学（丁丹等译）．北京：中国轻工业出版社．

柯瑞．（2006）．团体咨商的理论与实务．上海：上海社会科学院出版社．

李北容，申荷永．（2017）．意象在沙盘游戏疗法中的作用与意义．广东第二师范学院学报，37（6），51–56．

刘勇．（2007）．团体心理辅导与训练．广州：中山大学出版社．

全国社会工作者职业水平考试教材编写组．（2007）．社会工作综合能力（初级）．北京：中国社会文献出版社．

荣格．（1988a）．人及其象征（张举文，荣文库译）．沈阳：辽宁教育出版社．

荣格．（1988b）．回忆·梦·思考：荣格自传（刘国彬，杨德友译）．沈阳：辽宁教育出版社．

荣格．（1997）．荣格文集：集体无意识的概念（冯川译）．北京：改革出版社．

荣格．（2014）．荣格文集：原型与原型意象（申荷永，高岚译）．长春：长春出版社．

荣格．（2009）．心理类型（吴康译）．上海：上海三联书店．

申荷永．（2012）．荣格与分析心理学．北京：中国人民大学出版社．

申荷永，徐峰，宋斌．（2004）．心理分析与中国文化．中国心理卫生杂志，（6）：1432–1434．

史坦．（1989）．荣格心灵地图（朱侃如译）．新北：立绪文化事业有限公司．

徐洁，张日昇．（2007）．箱庭疗法应用于家庭治疗的理论背景与临床实践．心理科学，030（1），151–154．

张日昇．（2005）．箱庭疗法在心理临床中的应用与发展．心理发展与教育，23（7），553–556．

张巍，石荣，郭本禹．（2019）．不只是"谈话疗法"：精神分析治疗中的非言语维度．心理科学，42（3）：755–760．

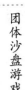

团体沙盘游戏辅导

图书在版编目（CIP）数据

团体沙盘游戏辅导 / 高岚主编；孟彩，常莉俊，黄斯绵副主编 . -- 北京：中国人民大学出版社，2023.1
（心灵花园·沙盘游戏与艺术心理治疗丛书 / 申荷永主编）
ISBN 978-7-300-31083-1

Ⅰ. ①团… Ⅱ. ①高… ②孟… ③常… ④黄… Ⅲ. ①游戏－精神疗法 Ⅳ. ①R749.055

中国版本图书馆 CIP 数据核字（2022）第 180994 号

心灵花园·沙盘游戏与艺术心理治疗丛书
主编　申荷永
团体沙盘游戏辅导
高　岚　主　编
孟　彩　常莉俊　黄斯绵　副主编
Tuanti Shapan Youxi Fudao

出版发行	中国人民大学出版社		
社　　址	北京中关村大街 31 号	**邮政编码** 100080	
电　　话	010 - 62511242（总编室）	010 - 62511770（质管部）	
	010 - 82501766（邮购部）	010 - 62514148（门市部）	
	010 - 62515195（发行公司）	010 - 62515275（盗版举报）	
网　　址	http://www.crup.com.cn		
经　　销	新华书店		
印　　刷	天津中印联印务有限公司		
开　　本	720 mm×1000 mm　1/16	**版　　次**	2023 年 1 月第 1 版
印　　张	14 插页 1	**印　　次**	2025 年 3 月第 3 次印刷
字　　数	198 000	**定　　价**	49.80 元